中文翻译版

数字医学

Digital Medicine

主　编　Arthur André
（法）阿瑟·安德烈
主　译　杨汉丰　徐晓雪

科学出版社
北　京

图字：01-2025-0894 号

内 容 简 介

过去 20 多年，数字医学及卫生信息学涉及多个领域，包括特定专业（如护理、药学）、特殊实践领域（如外科学、影像学）及跨学科问题（如电子病历、电子健康记录、互联网医疗保健系统）。近年来，生物信息学成为新领域，同时宏观层面、服务层面的概念引入及相关政策也体现了医学数字化进一步发展。这些变化将影响 21 世纪卫生服务，数字医学与卫生信息学将促进医疗保健新技术的发展和使用。本书面向医疗专业人员，旨在引领医疗保健行业转型。原著编者均为知名专家，提出新颖看法，阐述数字信息在全球医疗保健服务系统转型中的作用。

本书适用于医疗专业人员，包括医生、护士、药师、健康管理者、卫生信息学研究者及相关领域工作者。

图书在版编目（CIP）数据

数字医学 / (法)阿瑟·安德烈主编；杨汉丰，徐晓雪主译. -- 北京 ：科学出版社，2025. 5. -- ISBN 978-7-03-081897-3

Ⅰ. R-39

中国国家版本馆 CIP 数据核字第 20254DJ917 号

责任编辑：朱 华 / 责任校对：宁辉彩
责任印制：张 伟 / 封面设计：陈 敬

科学出版社 出版
北京东黄城根北街 16 号
邮政编码: 100717
htt ://www. science .com
北京富资园科技发展有限公司印刷
科学出版社发行 各地新华书店经销
*
2025 年 5 月第 一 版 开本：720×1000 1/16
2025 年 5 月第一次印刷 印张：6
字数：113 000
定价：59.80 元
（如有印装质量问题，我社负责调换）

《数字医学》译者名单

主　　译　杨汉丰　徐晓雪

副 主 译　沈　江　邱　航

译者团队　（按姓氏汉语拼音排序）

杜平杰（川北医学院）
段　涛（川北医学院附属医院）
何　淼（川北医学院）
何汶静（川北医学院）
黄　杰（川北医学院）
赖　策（川北医学院）
赖思渝（川北医学院）
雷　楠（川北医学院）
李　兵（川北医学院附属医院）
李泽勇（川北医学院）
廖华强（成都中医药大学附属医院）
刘　彦（川北医学院附属医院）
刘建壕（川北医学院）
邱　航（电子科技大学）
沈　江（四川大学华西第四医院）
魏佳苡（川北医学院）
吴　君（川北医学院）
伍　兵（四川大学华西医院）
徐　龙（川北医学院）
徐晓雪（川北医学院）
杨汉丰（川北医学院）
杨庆华（川北医学院）
于佳琳（川北医学院）
余枭漩（川北医学院附属医院）
张　川（川北医学院附属医院）
朱娅奇（川北医学院）
祝元仲（川北医学院）

译者前言

在科技与医疗日益融合的今天，《数字医学》这一专著犹如一盏明灯，照亮了医学领域前行的道路。本书由法国知名学者阿瑟·安德烈（Arthur André）主编，它不仅是一部集学术性、前瞻性与实用性于一体的力作，更是对当代医学变革的一次深刻洞察与全面梳理。

数字医学，作为传统医学与现代信息技术深度融合的产物，正以前所未有的速度改变着我们的医疗模式、疾病诊断、治疗手段及健康管理方式。它不仅是技术层面的革新，而且是医学思维与理念的深刻变革。阿瑟·安德烈教授以其敏锐的洞察力和深厚的学术功底，为我们描绘了一幅数字医学发展的宏伟蓝图。

在本书中，作者从数字医学的起源与发展、基础理论框架、关键技术突破、临床应用实践等多个维度进行了深入剖析。他详细阐述了大数据、人工智能、云计算、物联网等前沿技术在医疗领域的应用，以及这些技术如何推动医学研究的深入发展，提高医疗服务的效率与质量。同时，作者还关注了数字医学在公共卫生、疾病预防、远程医疗等方面的巨大潜力，为我们展示了未来医疗的无限可能。

值得一提的是，本书并未停留在对技术层面的探讨，而是进一步深入到数字医学对医学伦理、患者隐私保护、医疗数据安全的影响等社会问题的思考。阿瑟·安德烈教授以严谨的治学态度和深刻的人文关怀，提醒我们在享受数字医学带来的便利与成果的同时，也要警惕其可能带来的风险与挑战。

对于我国读者而言，《数字医学》不仅是一本值得深入研读的学术专著，更是一本启发思考、引领创新的实践指南。近年来，我国在数字医疗领域取得了举世瞩目的成就，但面对未来，我们仍需不断学习、不断探索。本书为我们提供了一个宝贵的窗口，让我们得以窥见国际数字医学发展的最新动态与前沿趋势，从而为我们自身的医疗改革与创新提供有益的借鉴与启示。

在此，我们衷心感谢阿瑟·安德烈教授为我们带来了这部精彩的著作。我相信，《数字医学》将成为推动中国乃至全球医学事业发展的重要力量，引领我们共同迈向更加智慧、更加人性化的医疗新时代。让我们携手共进，共同开创数字医学的美好未来！

原 版 序

This series is directed to healthcare professionals leading the transformation of healthcare by using information and knowledge. For over 20 years, Health Informatics has offered a broad range of titles: some address specific professions such as nursing, medicine, and health administration; others cover special areas of practice such as trauma and radiology; still other books in the series focus on interdisciplinary issues, such as the computer based patient record, electronic health records, and networked healthcare systems. Editors and authors, eminent experts in their fields, offer their accounts of innovations in health informatics. Increasingly, these accounts go beyond hardware and software to address the role of information in influencing the transformation of healthcare delivery systems around the world.The series also increasingly focuses on the users of the information and systems: the organizational, behavioral, and societal changes that accompany the diffusion of information technology in health services environments.

Developments in healthcare delivery are constant; in recent years, bioinformatics has emerged as a new field in health informatics to support emerging and ongoing developments in molecular biology. At the same time, further evolution of the field of health informatics is reflected in the introduction of concepts at the macro or health systems delivery level with major national initiatives related to electronic health records (EHR), data standards, and public health informatics.

These changes will continue to shape health services in the twenty-first century.By making full and creative use of the technology to tame data and to transform information, Health Informatics will foster the development and use of new knowledge in healthcare.

More information about this series at http://www.springer.com/series/1114

本系列面向通过运用信息与知识引领医疗服务转型的医疗专业人员。二十多年来，“健康信息学”系列已出版了众多的书籍：有些针对特定职业，如护理、医学和卫生管理；有些涵盖特殊实践领域，如创伤学和放射学；该系列的其他书籍则聚焦跨学科问题，如基于计算机的病历、电子健康记录和网络化医疗保健系统。各领域的杰出专家，即编辑和作者们，阐述了健康信息学领域的创新成果。这些阐述越来越多地超越了硬件和软件范畴，开始探讨信息在推动全球医疗服务体系转型中的作用。

该系列也越来越关注信息和系统的使用者，即信息技术在医疗服务环境中普及所带来的组织、行为和社会层面的变革。

医疗服务的发展日新月异；近年来，生物信息学已成为健康信息学领域的一个新分支，为分子生物学领域不断涌现和持续发展的成果提供支持。与此同时，健康信息学领域的进一步发展体现在宏观层面或医疗系统服务层面引入了相关概念，以及国家在电子健康记录（EHR）、数据标准和公共卫生信息学方面的重大举措。

这些变革将继续塑造 21 世纪的医疗服务。通过充分且创造性地利用技术来处理数据和转化信息，“健康信息学”系列将推动医疗领域新知识的发展与应用。

如需了解本系列更多信息，请访问 http://www.springer.com/series/1114

目　　录

第1章　医疗卫生领域的信息技术革命

1.1　云中的克劳德

1865年，克劳德·伯纳德出版了《实验医学导论》，他揭示了现代医学的所有原理。基本上，任何假设都必须经过反复验证才能成为一个有效的理论[1]。经过统计学和现代工具的改进，这些原则在今天仍然有效。1948年，贝尔公司的工程师克劳德·香农发表了《通信的数学理论》一文[2]，为信息技术（IT）奠定了基础，使得信息技术在20世纪后期迅猛发展。他在书中解释了如何量化信息，目标是将信息通过有噪声的信道发送，尽管信道存在噪声，但接收者可根据不确定性或熵的大小，以低出错概率重建信息。

信息论及其应用（计算机、算法、人工智能）深刻地改变了工业、服务和日常生活领域。医学，在任何实际应用之前都需要一个有效的证明，但由于其受到信息技术的“入侵”，现在似乎是一个不断变化的领域。

1.2　什么是电子健康

20世纪90年代末，在卫生保健和技术的十字路口，两个独立且相对机密的领域引领了“电子健康”这一新领域。第一个是远程医疗，定义为远程医疗服务交付[3]。第二个是健康信息，定义为使用可编程软件进行卫生保健[4]。1999年11月，来自悉尼的John Mitchell在第七届国际远程医疗和远程护理大会上首次正式使用了“电子健康”一词。他认为，远程医疗和远程健康在成为卫生部门整合使用电子和信息技术的一部分时，其成本效益将大大提高。然后，他将电子健康定义为一个新术语，用来描述电子通信和信息技术在卫生领域的综合使用。

然而，这个词最初可能是由科技行业和营销人员使用的，而不是用在学术界[3]。他们受到其他电子领域的启发（“e”代表电子），如电子商务和电子解决方案，这些领域描述了许多经济领域通过应用信息技术的转型。这无疑是试图将电子商务所带来的希望与兴奋延伸到医疗保健领域，从而为新的投资提供合理的证明。例如，英特尔（Intel）将电子健康看作医疗保健和高科技行业的领导者为充分利用互联网和医疗保健的融合带来的好处而共同努力的结果[5]。

值得注意的是，电子健康当时被发达国家（主要是澳大利亚和加拿大）的卫生政策研究人员理论化了，这些国家人口存在长距离的分散，促使了远程医疗的发展。

此外，通过这些创新技术提供更好的医疗服务的目标已经存在于他们的脑海中。因此，多伦多大学的 Gunther Eysenbach 于 2001 年 6 月在联合国教科文组织（巴黎）举行的全球健康进步国际理事会会议上作了题为《全球健康公平——21 世纪的医疗进步与生活质量》的演讲，他在演讲中对电子健康进行了描述：电子健康是医学信息、公共卫生和商业交叉领域的一个新兴领域，是通过互联网和相关技术提供或增强的卫生服务和信息。从更广泛的意义上说，这个术语不仅是一种技术发展，而且是一种心态、一种思维方式、一种态度和对网络化全球思维的承诺，通过使用信息和通信技术以改进地方、区域和全世界的卫生保健[5]。

然而，10 年之后，这一承诺在很大程度上仍未实现。正如 2012 年欧盟委员会（European Commission）独立高级电子健康工作组主席、爱沙尼亚总统托马斯·亨里克·伊尔维斯（Toomas Hendrik Ilves）所言："我们知道，在卫生保健方面，我们在实施信息技术解决方案上比其他领域都落后至少 10 年。我们从广泛的其他服务中了解到，信息技术应用可以从根本上革新和改进……"

这一领域缺乏明确的定义，可能源于最初的理想主义项目，即将卫生问题、公共政策、监管事务和业务合并到一个相同且雄心勃勃的共同项目中。例如，投资者寻找可以产生高回报的投资，即使是在几年后才能产生。从这个角度来看，远程医疗这个特定的术语似乎不够，因为它确定了一个市场利基，而电子健康，作为一种电子产品，似乎更开放和有前途[6]。此外，传统风险资本思维很难与长期健康政策相结合，即使重塑健康交付系统的一个目标是实现"三重目标"，这是 Donald Berwick、Thomas Nolan 和 John Whittington 在《卫生事务》中概述的改革指导原则，推动公共和私营部门行动变化：更好的护理、更好的健康和降低人均成本[7]。

1.3 制度的定义

这些宽泛的描述反映在国际和美国当局对电子健康的定义上。

根据世界卫生组织（WHO）的说法，电子健康（e-health）是一个广泛的概念，定义为使用电子手段提供与健康有关的信息、资源和服务。电子健康包括许多术语，比如：

（1）电子健康记录。

（2）移动健康（如应用程序、可穿戴技术、医疗设备）。

（3）远程医疗（如患者可以通过计算机、平板电脑或电话向卫生保健工作者咨询）。

（4）与健康相关的电子学习（使用技术和媒体对更广泛的受众和卫生人员进行培训和教育）。

（5）健康社交媒体（非正式的在线社交渠道）。

（6）健康数据分析和大数据（转换数据以提供见解及决策的证据）。

美国食品药品监督管理局（FDA）选择将数字健康定义如下：

数字健康的广泛领域包括移动健康（m-health）、健康信息技术（IT）、可穿戴设备、远程健康和远程医疗及个性化医疗等类别。

供应商和其他利益相关方正在利用数字健康努力：

（1）减少低效。

（2）促进访问。

（3）降低成本。

（4）提高质量。

（5）为患者提供更加个性化的药物[8]。

对欧盟委员会而言，电子健康是将信息技术应用于医疗产品、服务和流程中，结合医疗系统的组织变革和新技能，以提高公民健康、医疗服务提供的效率和生产力，以及健康对经济和社会的价值。电子健康涵盖了患者与卫生服务提供者之间的交互、机构与机构之间的数据传输或患者和（或）医疗专业人员之间的对等交流[9]。

1.4 互联健康

作为一个概括性术语，“互联健康”的宽泛概念导致了对远程医疗、远程健康和移动健康定义的混淆[10]。远程医疗和远程健康，这两个相对相似的术语，已经被描述过。移动健康定义为由便携式诊断设备支持的医疗实践[11]。在护理点使用这些设备导致保健提供方法的改变，从保健系统产生的保健方法转变为远程的、由患者产生的保健方法[12, 13]。然而，互联健康（connected health）并不包括信息技术在医疗保健中的其他重要应用：医疗数据收集和分析、机器人技术及个性化医疗的一部分（基因组学）。因此，我们更愿意使用“电子健康（e-health）”，或者“数字健康（digital health）”，来定义整个领域，以及“数字医学（digital medicine）”，来定义这个领域中严格意义上的医疗保健。

从实践的角度来看，边界并不那么清晰。正如Elenko等所指出的，数字健康是一个广泛使用的术语，它涵盖了从没有临床验证的以消费者为中心的移动应用程序，到针对患者、医师或临床病理学家的美国FDA批准的应用程序，再到针对研究人员的工具等各种各样的产品[14]。

1.5 卫生保健的新范例

新兴的信息技术基本上允许使用算法来处理数据。计算机可以存储信息，也可以转换信息。从现有技术开始，采用自上而下的方法，从现有技术开始，可以想象信息技术在医学中的应用：目标是找到与实际卫生保健问题相对应的正确的新技术。我们可以记录医疗数据，生成医疗知识，帮助治疗过程，或与患者沟通[15]。因此，Hatcher 等揭示了信息技术在未来医疗保健中的明显应用：诊断、治疗分配、随访和预防。我们可以增加不特定于医疗保健特有的外围价值，并通过信息技术加以增强：预订系统、规划、电子学习、社交网络和可穿戴设备。

还有一种是采用自下而上的方法，通过信息技术的频谱重新定义生物学。与物理学相比，生物学领域一直难以用数学[16-18]进行建模。生物学的显著复杂性和变异性摆脱了纯粹的逻辑描述的范围，只有统计学才能接近一个令人满意的描述。这不再是信息技术的情况了。医学记录、生理或病理参数、基因组学或现代成像提供的大量数据现在可以由专用算法处理，从简单的专家系统到深度学习（见第 3 章）。

Leroy Hood 和他的同事大力倡导的生物学的信息观认为，生物数据可以根据信息技术概念进行分类或组织：①基因组的数字信息和来自基因组外的环境信号；②这两种信息通过生物网络整合在一起，形成表型；③生物数据在所有生物组织层次上具有层次性和多尺度性，代表着信息的层次结构[19]。这种方法引出了研究一种疾病的系统方法：将系统生物学应用于人类疾病的挑战。信息流动力学的改变解释了该疾病的病理生理学，并为诊断和治疗提供了新的方法[16]，为每个个体分析大量健康数据的计算能力提供了一种新的精确医学范式。在追求现代护理的过程中可能会产生两个主要后果：

（1）诊断和治疗可能不仅由或多或少的同质群体（个体相似但不相同）之间的统计数据驱动，而且根据每个个体的基因型、生物学、影像学、临床或环境特征进行个性化管理。

（2）医学可能会从反应性逐渐转变为前瞻性。

随着越来越多的量化自我应用和患者赋权的结合，“4P”医学的概念应运而生，即预测性（predictive）、预防性（preventive）、个性化（personalized）和参与性（participatory）的医学。我们将在第 5 章和第 6 章讨论精准医学及其方法——组学。

1.6 游戏的新玩家

自古代第一个医学法案确立以来，医师一直是一个兼具艺术和科学的人，在过去的几个世纪里，医师扩展了自己的知识和技能，并一直处于医疗体系的核心。根据希波克拉底（Hippocrates）（公元前 460—公元前 370 年）规定的伦理标准提供医疗，医师还扮演着研究人员的角色，并为患者和普通大众提供信息。19 世纪化学、物理和微生物学的进步，以及 20 世纪细胞和分子生物学、药理学和影像学的进步，已经改变了检查和医疗的方法，确保了医学实践的科学价值。

现代医学的能力和行动领域的不断扩大加剧了医学领域信息和权力的不对称。与此同时，遵守伦理和医疗法律规则对于避免任何利益冲突都变得更加重要。

自 21 世纪初以来，随着信息技术的出现，我们已经看到“非医学”行为体，特别是数字公司，通过提供计算资源、数据科学、人工智能，迅速参与进来，以及人们通过这些公司获得医学知识。

这些健康领域的新成员，众所周知，主要是数码巨头，尤其是谷歌、苹果、Facebook 和亚马逊（GAFA），以及微软和 IBM（GAFAMI），但也有数千家该领域的初创企业，它们目前倾向于通过实用的、适应日常生活的现代技术来提高人们的认识。医疗保健行业正在发生深刻的变化，我们可以描述几个促成这场革命的技术定位。

（1）医疗技术（MedTech）：即使用信息技术工具（软件、数据库、应用程序）来解决医疗问题。

（2）大数据与人工智能，源自一个领域，是专门使用复杂算法来生成智能医疗。

（3）设备和机器人。

（4）生物技术：分子生物学和遗传学。

（5）虚拟现实仿真。

这些技术涉及该领域的几个应用范畴：

（1）诊断和治疗方面的医疗援助。

（2）手术辅助和机器人技术。

（3）电子健康记录和患者管理。

（4）远程医疗、监测和远程随访。

（5）机器学习。

围绕医疗系统的这些活动产生了对获得护理和个性化医疗的希望，同时也引发了对数据管理和医疗商业化的担忧。

的确，新技术的这些最新发展以及数字医学领域新参与者的整合，需要在与传统医学不同的法律和伦理方面做出决定。

1.7　患者授权、数据和隐私

患者成为自己健康的主要参与者，计算机化带来的这种巨变给患者提供了自主权和知识，不仅是对于他的健康，而且是对于他必须做些什么来改善健康。医疗系统的计算机革命也是患者的革命。

事实上，它赋予患者能够自我管理自己的健康状况，并进行自我治疗的能力。这种转变与医师在他的咨询角色中的下降速度密切相关。患者可以在互联网上获取大量或多或少的可靠的医疗信息，并可以在自身或在人群中了解症状。更重要的是，他现在可以很方便地通过一套指标分析来了解自己的血压、血糖和其他重要的指标，这些在医疗保健中是必不可少的，但仍然需要通过具备熟练的医疗技能的人进行分析。

患者将面临其医疗数据在匿名的情况下的自由流动，这种匿名可能很容易被破解。这种医疗风险是患者们在大规模计算机化时代面临的主要恐惧。正是出于这个原因，包括美国国家档案和记录管理局（National Archives and Records Administration）和美国卫生与公共服务部（Department of Health and Human Services，HHS）在内的美国当局制定了保护患者隐私的规则。这种方法的原则是通过法律（《健康保险可携性和责任法案》）确保对患者医疗数据的真正保护[17]。同样，欧盟委员会最近实施了《通用数据保护条例》（GPDR），以确保个人数据隐私。这些主题将在第 9 章中详细介绍。

参考文献

[1] Bernard C. Introduction à l'étude de la médecine expérimentale. Paris, J. B: Baillière; 1865.

[2] Shannon CE. A mathematical theory of communication. Bell Syst Tech J. 1948;26(3). https://doi.org/10.1002/j.1538-7305.1948. tb01338.x.

[3] Della Mea V. What is e-health (2): the death of telemedicine? J Med Internet Res. 2001; 3(2).

[4] Lincoln TL, Builder C. Global healthcare and the flux of technology. Stud Health Technol Inform. 1998;52(Pt 2): 1213-7. [published Online First: 1999/06/29].

[5] Eysenbach G, Eysenbach G. What is e-health? J Med Internet Res. 2001;3(2):e20. https://doi. org/10.2196/jmir. 3.2.e20. http://www.jmirorg/2001/2/e20/.

[6] Rosen E. Enhancing e-health with DSL and IP video. Telemed Today. 2000; 8(3): 14-15. [published Online First: 2001/02/24].

[7] Berwick DM, Nolan TW, Whittington J. The triple aim: care, health, and cost. Health Aff. 2008;27(3): 759-769.

[8] Administration USFaD. Digital health. 2017. https://www.fda.gov/medicaldevices/digitalhealth/.

[9] Communication from the Commission to the European Parliament, the Council, the European Economic and Social Committee and the Committee of the Regions. eHealth action plan 2012-2020 - innovative healthcare for the 21st century. Brussels; 2012.

[10] Iglehart JK. Connected health: emerging disruptive technologies. Health Aff. 2014; 33: 190. https://doi.org/10.1377/hlthaff.2014. 0042.

[11] Bhavnani SP. Scripps health and the scripps clinic division of cardiology LJ, CA, USA, Narula J, et al. mobile technology and the digitization of healthcare. Eur Heart J. 2017; 37(18): 1428-1438. https://doi.org/10.1093/eurheartj/ehv770.

[12] Silva BM, Rodrigues JJ, de la Torre Diez I, et al. Mobile-health: a review of current state in 2015. J Biomed Inform. 2015; 56: 265-272. https://doi.org/10.1016/j.jbi.2015.06.003. [published Online First: 2015/06/15].

[13] Kumar S, Nilsen WJ, Abernethy A, et al. Mobile health technology evaluation: the mHealth evidence workshop.

Am J Prev Med. 2013; 45(2): 228-236. https://doi.org/10.1016/j. amepre.2013.03.017. [published Online First: 2013/07/23].

[14] Elenko E, Underwood L, Zohar D. Defining digital medicine. Nat Biotechnol. 2015; 33(5): 456-461. https://doi.org/10.1038/nbt.3222.

[15] Shaffer DW, Kigin CM, Kaput JJ, et al. What is digital medicine? Stud Health Technol Inform. 2002; 80: 195-204. [published Online First: 2002/05/25].

[16] del Sol A, Balling R, Hood L, et al. Diseases as network perturbations. Curr Opin Biotechnol. 2010; 21(4): 566-571. https://doi. org/10.1016/j.copbio.2010.07.010. [published Online First: 2010/08/17].

[17] HIPAA Administrative Simplification. American Medical Association. 2018. https://www.ama-assn.org/practice-management/hipaaadministrative-simplification.

[18] Berry G. Hyperpuissance de l'informatique. Paris: Éditions Odile Jacob; 2018.

[19] Hood L, Balling R, Auffray C. Revolutionizing medicine in the 21st century through systems approaches. Biotechnol J. 2012; 7(8): 992-1001.

第2章 远 程 医 疗

世界卫生组织（WHO）在 1998 年对临床远程医疗和信息远程医疗的定义如下[1]：临床远程医疗是指医师或医疗专业人员运用数字通信设施远程为患者执行医疗程序。而信息远程医疗是一种交互式的视听通信服务，通过通信技术传播医学知识和护理协议，以支持和改善医疗活动。也就是说，临床远程医疗是指通过技术手段进行远程医疗的实践，而信息远程医疗是指通过这些技术手段传播医学知识和信息。2004 年，关于电子医疗的定义就有 40 多个，2005 年 WHO 把电子医疗定义为运用信息技术来支持医疗和相关领域[2]，包括医疗服务、健康监测、健康文学、健康教育、知识和研究，而信息技术本身即“以电子方式捕获、储存和显示数据与信息的产品以及服务的结合产物”。

2.1 信息远程医疗

信息远程医疗被定义为通过远程传递医疗信息来提高医疗质量的服务。这是在北欧和北美发展起来的远程医疗形式。在卫生领域数字产业的推动下，欧盟成员国在法律上可免费获得信息社会服务[3]。常用于共享电子病历、影像资料，为慢性病患者提供远程监护服务。

2.1.1 医疗档案个性化系统在法国的例子

法国的电子医疗记录（EMR）是网络信息系统的组成部分之一。它是由卫生部门在 21 世纪初推出的，目的是让医疗专业人员能够记录病例。2002 年 3 月 4 日《患者权利法》[4]规定：患者可以直接查阅他自己的医疗档案，也可以通过他自己指定的医师获得这些信息。DMP 注重诊断随访、治疗的发展，但更普遍的是卫生专业人员之间的书面交流。因此，DMP 由具名的行政和医疗信息组成，本质上是一个数据库，是一个作品、数据或其他独立元素的集合，通过电子手段或其他手段进行系统或有条理的安排，并可单独访问，它可以通过信息技术系统地查询信息或查询个别信息[4]。

卫生信息系统高级理事会（CSSIS）是负责评估实施医疗档案的前景和方法以及为人们提供最佳护理所需的信息交换的机构，他们认为最好使用“健康记录”一词，因为它比“医疗记录”的范围更大，并且包括所有卫生相关专业人员的相关服务记录。这一建议没有被采纳。目前，在法国用的是“个人和共享医疗记录”（医疗档案个性化系统，DMP），这是现在用于2016年1月26日的卫生系统现代化法律中的术语[5]。

2018年9月，该系统在法国全境运行，CSSIS在1999年开始创建DMP，到现在仍然是人们关注的焦点。为了促进卫生专业人员之间的护理协调，DMP必须允许共享患者的医疗记录，并且可以根据数据的性质（临床、生物学、影像学等）、时间、年龄、姓名等一般信息快速检索，以提高医疗行为的效率，并可以根据相关临床经验提供预先确定的护理方案为临床诊疗提供决策支持、评估和临床研究。这些协议包括与护理质量所需的结构化数据相对应的数据输入形式、区域合作临床研究、流行病学研究及患者诊疗信息的可追溯性。

在专用网站上访问的DMP是安全的，在世界任何地方都可以实现访问。2011年[6]《欧盟跨境医疗指令》允许欧盟28个成员国的所有公民在欧洲任何地方都可以访问他们的医疗记录。此外，DMP还可以通过实施自动警报提醒（强制接种、年度咨询、检查提醒）来提高对患者健康的管理。

没有其他欧洲国家在超过6000万居民的人口规模上实施EMR。苏格兰已经建立了规模为500万～600万例患者的同等系统，就像西班牙的安达卢西亚。北欧国家建立了国家EMR，但挪威有500万人，瑞典有900万人，丹麦有500万人。似乎500万～600万例是最佳规模，超过这个规模，国家EMR的成功就会变得随机。英国和美国在花费大量资金后，仅部分成功建立了国家EMR。

例如，在法国实施成功的药物管理记录（药物档案，DP）。它列出了每一位希望获得健康保险的受益人在过去4个月内使用的所有药物，无论这些药物是医师开的还是药剂师开的（疫苗21年，生物药物3年）。DP是根据2007年1月30日关于某些卫生专业组织的法律创建的，它由全国药剂师协会执行。最初，DP是一个病例记录，它只允许药剂师通过限制药物相互作用和重复治疗的风险来更好地分发药物。现在，在卫生保健设施中执业药剂师和执业医师都可以使用它。DP促进了卫生专业人员与城市医院的分工协作，提高了免疫覆盖率，目前有超过2000万个DP。除了确保患者的安全，它还通过提供适当管理药物库存所需来确保药物供应链的安全。这些服务是药品库存的适当管理所必需的：DP-Ruptures用于管理供应中断的信息，DP-Alerts用于健康警报，DP-Reminders用于召回和撤回药品批次，DP-Health monitoring用于帮助监测法国人的健康状况。

2016年，为了最终落实DMP[5]，法国政府对强制医疗保险进行了收费。对于强制医疗保险，DMP网站上发给患者的信息是一份个人健康记录：“DMP允许获得授权的卫生专业人士查阅与您的医疗服务有关的资料，并与其他卫生专业人士分享有关您的医疗资料，如您的病史、可能的过敏史、您服用的药物、您住院的和咨询的报告、您的检查结果（如放射检查、生化检查……）等。这是一本真正的健康手册，安全、实用，除您之外，只有经过授权的健康专家（如医师、护士、药剂师……）才能咨询。”

临床远程医疗的实施需要电子病例系统（EMR）。在过去 20 年的实施过程中所遇到的困难，使得在法国临床远程医疗发展延迟。而在北欧国家，由于国家 EMR 的运营性质，远程医疗得以发展。例如，瑞典在 2016 年授权远程会诊，以改善农村偏远地区患者的护理。在法国，2018 年 9 月起远程会诊资金与 DMP 的推广一致。

2.1.2 远程影像

信息远程放射学最初并不是临床医学，目前也无法很好地贴合放射科医师的实践。信息远程放射学通过传输平台将图像发送给远程放射学家进行远程诊断，很少或没有患者相关的临床信息。在这些平台上工作的远程放射学家如果认为有必要，也无法请求医师获得额外的临床信息，或提出更适合问题的其他影像检查类型。应急诊医师的要求，在放射科医师家中进行远程诊断，这一做法是在美国发起的，后来演变为外包给国际公司的定期放射检查，以降低成本。在法国被称为低成本的远程放射学，并且几个国家的放射学会认为将远程诊断与平庸的服务混为一谈是危险的。为了改善这种做法，2014 年 12 月，法国放射学专业委员会更新了临床远程放射学宪章，回顾了良好实践的标准[7]。本宪章基于《法国医学道德规范》[8]、卫生高级当局（HAS）的建议和 2010 年 10 月 19 日颁布的远程医疗法令[9]。对于放射学会来说，低成本信息远程放射学并不符合临床远程放射学的章程[7]。

在人工智能算法解决方案的帮助下，这种信息远程影像的实践也在其他医学专业（皮肤科、心脏病学、眼科、消化内镜）发展。人工智能应用于医学影像无疑将有助于医学诊断。但是人工智能所提出的解决办法必须是可靠的，也就是说，其敏感性和特异性至少与人类的解释相同。并且这些解决方案必须要通过发表在同行评审的国际期刊上科学研究的验证。

此外，算法的构建方法必须是透明的。人工智能的算法解决方案今天必须能够鉴别正常和异常，也就是说，算法解决方案对可疑异常能给出阴性结果的能力，即 100%的特异性。对异常影像诊断的敏感性需要长期的人为干预。深度学习解决方案可以提高诊断的敏感性，如筛查黑色素瘤或糖尿病视网膜病变[10,11]。总之，在特异性为 100%的情况下，信息远程影像将越来越依赖人工智能来排除异常。这是授权销售人工智能解决方案（FDA，CE 标记）的国际卫生组织通常使用的标准。

2.1.3 慢性病患者远程监测服务

信息远程医疗的另一个应用是为慢性病患者提供家庭远程监护服务。这种远程医疗形式是 21 世纪卫生系统改革的主要挑战。这些新的保健组织的目的是防止慢性病的恶化。这些新的组织在法国结合了临床远程医疗和信息远程医疗。

临床远程医疗和信息远程医疗在法国国家项目远程医疗实验中进行了测试，

以改善医疗保健通路[12,13]，这是如今唯一的远程医疗实践，将欧洲信息社会服务法中定义的远程医疗服务[3]和法国卫生法中定义的临床远程医疗专业实践整合到一起[9]。这是一个融资实验，曾于2021年进行了评估，并于次年社会保障法（LFSS 2022）讨论期间提交给了法国议会。

数字健康产业呼吁所有发达国家发展远程医疗服务来监测慢性病患者。这是一个创造许多就业机会的重要领域。在2013年4月发表的一份白皮书中，法国数字和医疗设备行业的两个主要工会向政府当局提出了一些经济模式，用于支持实现慢性病远程监测项目的产业发展。为了实现至少100万例患者受益于医疗设备远程监控的目标，健康产业战略委员会（CSIS）和健康部门战略委员会（CSF）工作小组在2015年4月发布一份报告，旨在消除这项服务发展的障碍[14]。卫生共享信息系统相关部门、远程医疗服务供应总理事会、国家药品和保健品安全管理局在卫生信息系统战略代表团的领导下，编制了教学实况说明，以协助取得远程医疗项目的资格。

然而，这些并没有消除所有的分歧，法国公共部门将信息远程医疗服务作为产业战略，将其视为电子商务产业的竞争，而临床远程医疗则是依赖法国公共卫生法的专业医疗活动[3]。2010年10月19日的法国远程医疗法令只涉及临床远程医疗活动及其实施条件[9]。欧盟成员国对其公共卫生政策有管辖权，远程医疗在许多国家都属于公共卫生事业的一部分。信息远程医疗服务应考虑远程医疗的临床实践和国家远程医疗计划。这是法国在2022年前ETAPES计划中的经验[13]。临床远程医疗的监管限制不应妨碍信息远程医疗的发展，特别是慢性病的家庭远程监测服务。

还有一个分歧是卫生专业人员必须在数字卫生行业所预期的国家战略中发挥作用。医疗卫生专业人员认为迄今为止成功的慢性远程监测活动是那些信息丰富的远程医疗服务考虑到卫生专业人员的实践和组织的活动。仅由卫生行业发起而不与医疗卫生专业人员合作建设的项目，就有失败的风险。

法国和欧洲的两个例子支持这种分析：在法国，为严重心律失常患者植入除颤器进行睡眠呼吸暂停远程观察和远程监护的项目；在欧洲，全系统演示（WSD）和Portavita程序。

睡眠呼吸暂停远程监护项目旨在为80万例需要被联系的患者配置正压夜间呼吸辅助设备，以便卫生服务检测者对那些不配合（每天使用时间少于3小时）的患者通知强制医疗保险机构。由于不接受强制医疗保险的患者代表向国务院提出上诉，这一纯工业计划很快被中断，当负责这些患者的肺科医师能够确保医疗服务提供者出于患者的利益对不合规行为进行医疗管理时，该计划得以恢复。

通过植入除颤器对患者进行远程监测的远程心脏病学项目已经有了一个典型的发展，因为它是与心脏病学家共同构建的。他们定期对医疗设备进行改进，并进行了医学经济临床研究，最终验证了植入的除颤器的作用并通过HAS系统连接。

WSD项目于2009年在英国三个县对近6000例患者进行了测试，这是慢性病远程监测领域规模最大的工业研究，但以失败告终。其主要目的是证明远程监测三种慢性病（心力衰竭、慢性阻塞性肺疾病和糖尿病）患者的成本效益[15]。它的失败与方法错误有关，如果初级保健和社会服务专业人员参与了该方案的建设，这些错误是可以避免的[16]。在分析机构对WSD的影响时，作者解释，在WSD之前，只有1/3的卫生工作者接受了远程医疗项目的培训。在研究之前，没有一个地点对卫生保健和社会保健有全面的医疗和社会护理方法。作者的结论是：WSD是一个复杂的组织创新，需要对现有的本地组织做出反应和适应，而这是不通过控制、随机的研究。他们认为："如果英国国家医疗服务体系（NHS）希望在未来发展这一综合远程医疗系统，它必须首先解决医护专业人士和社会专业人士之间的紧张关系[17]。"

欧洲的第二个例子与2002年以来在荷兰实施的Portavita项目有关，该项目如今得到了广泛的应用，说明了任何慢性病远程监测项目都必须具备以下基础：提供服务的制造商、选择最合适的专业人士、对医嘱依从性好。该项目的建设基于荷兰卫生专业人员发布的几项调查结果：护理方案没有得到充分遵守，卫生专业人员之间的合作不够，患者必须在实施护理过程和分析结果中发挥核心作用。Portavita公司开发并提供网站上可用的疾病管理系统（DMS）解决方案。它不把自己定位为远程医疗运营商，而只是一个方案解决提供商，因此不能访问医疗信息。DMS解决方案为患者和卫生保健专业人员提供了一个与护理协议完全兼容的标准化网页界面。这使得他们可以记录和查阅患者的医疗数据。

数码日志的增值可分为以下几类：允许卫生专业人员照顾患者，并实现信息交流；患者可以获取自己的医疗信息（自我管理）；可以对访问权限进行设定，也可以对功能进行设定，以使工具适应不同医疗组织；可以通过计费和进度管理特性来驱动组织发展；可以收集关于财务方面和监测质量的要素。Portavita的DMS解决方案符合国际操作共通性标准。医疗数据由荷兰领先的电信运营商KPN托管。Portavita开发的主要远程监测解决方案涉及血管血栓形成患者（2002）、糖尿病患者（2006）、呼吸衰竭患者（2009）和心力衰竭患者（2010）。Portavita是为慢性病患者提供信息远程医疗服务欧洲模式的一个典型案例。这个平台的成功在于与全科医师和医院医师共同构建了解决方案。2013年，荷兰近10万例糖尿病患者接受了使用糖尿病远程监测的护理（GP组），据估计约25%的荷兰全科医师使用它来治疗他们的糖尿病患者。34家抗凝中心1.5万多例患者使用了血管血栓形成患者的远程监测解决方案，约占荷兰自我管理市场（患者根据医师提出的方案自行调整治疗方案）的50%，4000多名健康专家跟进7万多例患者[1]。

2.2 临床远程医疗

医学实践是一门艺术，也就是说，一种治疗方式，在很大程度上与从业大师所传授的训练有关，这些大师在医学科学知识和他们专业经验的基础上建立了这门艺术的练习。临床医学的概念是19世纪拿破仑时代法国医学的特色，在过去的两个世纪里，临床医学的概念已经在世界上许多国家传播开来。并不是所有国家都能从这种临床培训中受益。在那些只有在大学5～6年课程之后才获得医学学位的国家，医师必须到医院实践验证他们所获得的理论知识。

在20世纪，医学艺术的实践是通过医疗咨询来体现的。《医学伦理学规范》在法国具有监管价值（《公共卫生规范》中的国务委员会法令）[8]，明确了医患和同事间的责任。法官在研究医疗事故受害者的责任领域时保留了《道德守则》的某些条款。医师有义务向其主管的患者提供有关其病情明确和适当的信息，为发生医疗状况或医疗事故确立道德医疗责任。法官将设法在法医报告的结论中知道，医疗事故的受害者是否充分了解有关医疗做法的好处和风险，同意并选择这种做法。知情同意的证据必须由医师提供，作为医师与患者之间的合同责任的一部分。医师还必须证明其医疗决策有医学根据。特派团的司法专家必须指出，造成事故的医疗实践是否与事故发生时所获得的数据一致。最后，医师必须证明他们在提高他们的知识，由于医疗伦理守则也适用于这种远程医疗实践[18]，任何决定从事临床远程医疗的医师都必须尊重它。

法国和许多应用临床医学模型的国家都将远程医疗定义为使用远程医疗实践的一种形式[19]。法国法律和一项关于实施条件的实施法令规定了远程医疗的实施范围。

法国法令指出远程医疗是使用信息和通信技术的远程医疗实践的一种形式。远程医疗必须包含一个或多个卫生专业人员，在适当情况下为患者提供医疗服务，并且可以与其他专业人员建立联系。它让诊断的建立得以进行；确保对有危险的患者进行预防性随访或治疗后随访，请求专业意见；准备治疗决定。

法国2010年10月19日对远程医疗的5种做法进行了定义[9]，可以概括如下：远程会诊患者远程咨询医疗卫生专业人员；当两名或两名以上健康专业医疗专家就患者的医疗档案提供专业意见时，即为远程专家会诊；远程医疗监测指当慢性病患者在家接受临床和（或）生物指标的跟踪；医疗卫生专业意见，由装有人工智能算法的医疗设备自动采集，或由患者或医疗助理获取，然后通过信息远程医疗服务传输给医疗专业人员；医疗远程协助，医疗专业人员远程照料非医疗卫生专业人员；医疗响应是医疗监管的一部分，包括紧急医疗援助和个性化医疗电子咨询服务。远程医疗遵循实施的几个监管条件：患者事先同意这种远程医疗实践，并有义务在患者的医疗文件或DMP中追踪实施该行为的条件、相关风险。法国和其他应用临床医学模式的国家将临床远程医疗定义为使用 ICT 的远程医疗实践形式。在法国，远程医疗的临床实践框架由法律和实施条件的法令所界定。

2.2.1 远程会诊

远程会诊可能有几种定义，这取决于该国是否将其视为远程医疗实践的临床形式。因此，有必要对信息远程医疗服务的远程会诊平台和作为临床远程医疗一部分的远程会诊医疗实践进行区分。远程会诊有两种类型：一种是由医师主动执行的，另一种是由患者要求的即时或非计划的。后者通常是个人医疗电子咨询公司[20]。

2.2.1.1 计划性的远程会诊

在法国，远程会诊必须考虑到患者享有事先获得信息的权利，以便同意。这就是建议由上级卫生部门进行远程会诊的原因[21]。因此，为了尊重伦理和义务原则，远程会诊需要获得患者的同意[9]。远程会诊只能预定，不能取代面对面会诊，除非患者的利益需要。远程会诊的程序设计使患者的电子医疗文件可以被访问，如果患者已经打开了 DMP 文件，则可以访问 DMP 文件。对于进行远程会诊的医师来说，该文件是必不可少的，特别是对于那些交替进行面对面会诊和远程会诊的慢性病患者。

与传统医学艺术实践相比，远程咨询的做法并不总是被很好地理解。这是一个经典的面对面的咨询，通过远程视听交流的方式进行[13]。当医师进行一次会诊时，他会遇到一个自认为有病的人。如果这是第一次预约，那么它花费的时间更多，第一次问诊必须包括临床检查、个人和家庭病史、接受的治疗、进行的手术病史等，这是为了让医师充分了解主诉和病情，并评估新患者的健康状况。第一次远程会诊也可以实现这种问诊效果吗?这是值得怀疑的，因为患者和医师在第一次见面时建立的信任氛围是建立在直接面对面的温暖关系基础上的，而这是无法通过远程视频咨询实现的。此外，没有临床检查的会诊首诊并不符合医疗流程。所有这些都表明患者的第一次会诊必须面对面进行。当向患者提议进行远程会诊随访时，必须获得其同意。

而在某些情况下，第一次远程会诊可能是合理的。例如，对于卒中急性期患者神经血管科与急诊科进行远端会诊，评估影像资料后，判断与卒中有关的伤残程度及溶栓的适应证；对于特殊地域的患者，第一次远程会诊有助于判断是否需要使用空中救护车进行疏散。我们也可以认为，对于监狱里的患者来说，第一次远程会诊比面对面会诊要好。再如，一个严重残疾和卧床不起的患者可以从第一次远程会诊中受益，从而避免艰难和疲劳的旅程[22]。所有这些首次咨询都是在患者身边的专业卫生人员的帮助下完成的。

在面对面的会诊过程中，医师不会在他们的计算机或 DMP 上查看医疗记录。

如果医师能接触到电子记录或DMP，就可以显示预定远程会诊的患者，这是医师的监管义务。两次面对面会诊之间的远程会诊对慢性病患者的随访具有额外的价值，因为它使得随访更有规律并且无须移动患者。例如，肾移植患者首选在家进行远程咨询，这可以避免他们往返医院的奔波又耽误一天的工作。

法国的远程会诊组织必须对HAS的建议做出反应，HAS修改了参考卫生机构的医疗组织，向没有医疗专家的小型地方机构提供远程会诊和远程专业知识。远程会诊可以减少医师提供门诊咨询的时间，从而优化转诊机构的医疗时间。在门诊中，远程会诊还可以优化老年患者临床随访的医疗时间[22]。在被告知远程医疗的好处和风险后，患者须采用这种新的护理形式[23]。如果远程会诊是定期进行的，是个性化护理计划的一部分，并且患者最初同意这种新形式的护理，则不用每次远程会诊都获得患者的同意。如果患者不满意，他可以随时恢复正常的面对面治疗。

从技术角度看，远程会诊必须满足一定的要求[20]。首先，数字网络的比特率必须足够高，以保证图像质量；基于视频传输屏幕清晰度的极大进步，如今即使数字比特率低于1Mbit/s，也能进行高质量的远程会诊。为确保患者与医师之间的交流保密，应使用配备麦克风的专用耳机。当远程会诊在有多名患者的房间进行时，这一点尤为重要，如在血液透析室的远程会诊[24]。进行远程会诊的视觉条件可能因适应证的不同而不同。远程会诊可以在一个专门用于远程医疗的房间里进行，房间墙壁屏幕的宽度或大或小，较大的屏幕可以营造一种远程会诊的氛围[20]。当有多人参加远程会诊时，这些大屏幕是必要的。移动远程医疗车可以在远程透析患者或养老机构（EHPAD）中进行远程会诊时使用[20]。现提议设立远程会诊室，用于收集某些临床数据（如血压、心率、体温、体重、心肺节律等），以及由人工智能解释的影像学检查（如心电图、鼓膜检查、眼检查、皮肤检查）。与人工智能相关的健康工具使远程会诊的实践变得丰富起来，从而可以接近面对面咨询的质量。这些会诊室可以设置在偏远地区、疗养院、药房或其他适合此目的的地方[20]。在移动医疗背景下，平板电脑可以用于远程医疗，包括在患者家中由护士协助检查慢性伤口并拍照。配备有屏幕的自导式手推车或机器人也可以在疗养院或透析室进行远程会诊，甚至可以在医疗机构中进行医疗访问。远程会诊向自动化发展的过程在伦理上仍然存在问题，原因有以下几点：第一，给人一种与“机器人”医师对话的感觉，在一定距离上使医患关系失去人性化；第二，护士在医疗活动中很难起到作用[20]。

根据远程医疗法令的规定[9]，心理学家可以在远程会诊期间陪伴患者，这个职业和所有参加远程会诊的受管制的卫生职业一样都要求职业保密。这一点非常重要，因为这些创新的解决方案在机构中引起了护理团队成员的好奇，当他们出席电话会议时，医师必须提醒他们要履行尊重交流的机密性的义务。

根据法律和远程医疗法令的精神，远程医疗行为是在《公共卫生法典》中定义的医疗专业人员的责任下进行的，涉及医师、助产士和牙医。根据强制性医疗保险的普通法，远程咨询资金现已获得，并于 2018 年 9 月生效。费用是传统的面对面咨询费用（普通医师 25 欧元，专科医师 28 欧元）。

2.2.1.2　即时远程会诊和个性化医疗电子咨询

由于私营组织（如保险公司、补充健康组织、其他组织）的倡议，远程会诊平台已经发展了几年。城市工人越来越欣赏这种立即就医的方式，因为他们找不到空余时间去医院看病，或者不想在急诊室等太久。若干欧洲国家（如英国、瑞典、瑞士）也正在发展这种即时远程会诊平台，有时还可以开具远程处方。

这种做法对患者和医师来说安全吗?民意调查证实人们对这些新做法很感兴趣，根据受访者的估计，如今 70%的医疗咨询可以通过互联网进行，无须体检。这种情况下，婴幼儿发热或咳嗽时只能用缓解症状的药物（如解热镇痛药），因为没有查体或做检查，而不能查找出病因。到目前为止，几乎没有科学工作来补这种即时远程诊断的短板，如果发生了严重的医疗事故，家属会因为医师没有进行体检而责备他们。这些远程会诊平台更像是医疗电子咨询平台，平台上的医师根据他的主观看法提出意见，而不是基于客观的体检数据。

即时医疗电子咨询公司[20]的发展不到 10 年，它与体验时间的新方式有关，并在所有经济、社会和专业活动中优先考虑紧迫性和即时性[25]。数字革命促成了这一演变。通过电话发布的医疗电子咨询说明了这一社会演变，在过去的 10 年里，每年的呼叫数量增长约 5%。2016 年，这 15 个中心接到了超过 3100 万个电话，其中不到 100 万个是紧急救援电话。医疗监管的医师对这些电话给出了几种解释。其中，健康中的“医疗委员会”由 HAS 描述为“对咨询请求的一般信息的补充，只要监管机构认为该电话不需要紧急医疗咨询”。HAS 规定[26]，这是“只能由监管医师执行的行为”，因为“它构成了一份医疗处方”。最后，监管医师必须“将其记录在患者的医疗监管文件中，并且如果他注意到患者有症状持续、复发或加重的情况，必须向呼叫者解释并表明再次呼叫”。

在法国，个性化医疗电子咨询是临床远程医疗的一种实践。据医疗监管专家称，在 3100 万次年度通话中，它几乎占到了 60%。过去 10 年，随着道路交通事故的减少，重要的紧急呼叫数量显著下降，但医疗电子咨询公司的发展势头强劲，反映出该公司对社区健康行为的改变。

个性化医疗电子咨询与即时远程会诊有何不同?这个问题尚无定论。区分这两种实践非常重要，因为个性化医疗电子咨询是基于咨询者提供的信息，与传统的医疗程序相比，这种信息非常零碎，而在传统的医疗程序中，医师可以访问远程医疗记录和临床检查时间。因此，医疗电子咨询不能等同于远程会诊，因为远程会诊是一种通常由患者事先同意的程序化行为，明确告知这种做法的好处和风险[9]。此外，无论是立即的还是预定的远程会议，都必须通过视频传输来完成[13]，而大多数医疗远程咨询平台都是电话。由于 HAS 推荐的远程会诊的程序化性质[21]，医师需要获得必要的医疗数据[9]。个性化的医疗电子咨询是没有该程序的，这使得医师无法充分和客观地了解患者的病史。因此，基于互联网或电话平台的个性化医疗电子咨询无法满足实施远程会诊的伦理条件。正如 2009 年国家医师协会理事会所提到的那样[9]，远程医疗行为本身就是一种医疗实践，就其适应证和质量而言，它并不是一种退化的形式。

个性化医疗电子咨询服务可以回应使用者的要求，以便在立即就医或延迟就医之间做出选择，以及区分出真正的紧急情况。

个性化医疗电子咨询的实践对医师来说并非没有风险。他不应随叫随到，而且休假时有一定的报酬。这种固定报酬形式在所有开发了医疗电子咨询服务的欧洲国家都存在。平台主办方必须确保符合监管要求。一般来说，远程医疗很难适应急性病或紧急情况，因为需要体格检查评估患者的情况。这就是为什么大多数管理这些医疗电子咨询平台的保险公司会立即通知他们的成员不要在紧急情况下使用该平台，而是要向紧急呼叫中心求助。

当一位主治医师在电话中被咨询治疗意见时，医师如果知道患者的医疗记录，可以根据情况提出处理意见。在这种情况下，医疗失误的风险并不比面对面的咨询大。电话咨询广泛存在，通常是最近一次咨询的后续，在某种程度上是同一护理过程的一部分。然而，医师在患者的医疗档案中记录与患者的联系是很重要的。当医师为不认识的人提供个性化医疗电子咨询服务时，情况就不一样了。

人工智能解决方案的开发可以在短期或中期内修正对医疗电子咨询公司所做的分析结果。如今，由医学专业人士或高级执业护士主持的这些平台可能会被聊天机器人所取代。这种方案目前正在英国的 NHS 进行测试[27]。同样，由于可以访问呼叫者的 DMP，通过人工智能进行即时远程咨询可以改善并与治疗医师整合到护理路径中，尤其是在他们无法访问的情况下。此外，人工智能帮助医学诊断增强了这些新兴技术的安全性和可靠性。

2.2.2 远程传播专业知识

远程医疗知识传播技术可能是 21 世纪最能重塑新型医疗体系的远程医疗活动。事实上，今天没有一个医师能够声称拥有全面的医学知识来处理一个人的健康问题。医学十分复杂，这在一定程度上解释了过去 30 年出现的医学专业化现象，甚至是过度专业化现象。

远程专业知识传播技术代表了一种新的医学实践方法[20]。它使医学专业人员间能够定期相互交流，汇集他们的医学知识，并提高他们的专业水平[8]。远程专业知识传播技术促进了医疗护理的连续性，并避免了某些专业预约时间过长的情况。医师之间的直接远程专业知识交流通常是在患者缺席的情况下进行的，它可以取代专业咨询，从而缩短获得专业意见的时间。这使得主治医师和护理人员可在更好的条件下为患者进行连续性服务。这种做法必须通知患者，并征得他的同意，因为它代替了患者与专家面对面的会诊。患者保有对专科医学随访模式自由选择的权利；这也是为什么他必须了解这种新做法的可能性，他可以从这种做法中体会到连续性医疗和高质量保健带来的良好体验。远程医疗法令[9]规定："参加远程医疗的专业人员可以交换与患者有关的信息，除非患方提出异议。"如果患者最初同意主诊医师采用这种新形式的护理，则不应就每一次远程会诊都征求患者的同意。如果患者不满意，他可以随时选择与医学专家面对面交流的形式来进行会诊。

在远程医疗中，选择何种工具进行远程专家会诊是由提出请求的医师所决定的，并且需要遵守相关法规[9]。如果主治医师已有视频会议式远程会诊的经验和设备，且所请求专科医师也具备相应条件，那么可以使用相同的工具进行远程专家会诊。如今，电子设备及网络设备成本更低、更加先进，通过电话远程传播专业知识已不再被推荐，因为会遗漏很多相关病史信息，不利于诊断治疗。如果一位患者因电话远程会诊而发生医疗事故，那么这种疏忽将归咎于医师。使用与远程会诊相同的设备和协议实现远程专业技术传播，可以让医师远离这种风险。

通过健康管理中的安全消息传递实现的远程专业技能传播形式是短期内最常用的远程专业知识推荐形式。允许安全传输医学图片，如皮肤图片、心电图等，以及书面形式的保密临床信息。因此，远程医师的回答可以集成电子病历[20]。

初级保健的远程专业知识是用来避免患者频繁移动的。主治医师根据医疗档案中的内容直接咨询他的同事。这种工作方式是新一代全科医师的要求，他们在实习期间养成了向医院同事咨询患者情况的习惯。当年轻的医师自由执业时，他们不再有像在医院那样立即寻求专家意见的机会。在初级医疗中，迅速获得这种咨询意见有助于协调医疗工作，并避免了中断医疗工作的连续性。年轻的医师们明白，远程医疗可以让患者自己预约一位等待数月的专科医师，而与专家的远程专业交流节省了时间，提高了主治医师的作用，加强了跨专业合作。此外，全科医师和医学专家之间的知识汇集具有互补的优势。这是远程医疗的学习功能。

在公共或私营卫生机构之间实行定期远程的，甚至是每日的专家服务，是提高特定医疗区域或地区患者护理路径的必然组织演变。20 世纪 90 年代对法国南部-比利牛斯大区的研究[20]已经证实，医疗机构间的远程专家会诊能够更好地管理患者的住院治疗，避免了一半不必要转诊至大型综合医院或大学附属医院的患者。这不仅减轻了大型医院的压力，还提高了医疗资源的利用效率。此外，约 20%的误诊或治疗不当经远程专家会诊得到纠正，进一步提升了医疗决策的准确性。对于急诊科而言，远程专家会诊使得小型医疗机构的急诊医师能够迅速获得大型医疗机构医学专家的初步专科意见，从而及时制订治疗方案、建议不入院或取消转诊，或组织外部会诊。

远程专业知识交流实践的成功使得无论在哪里都有必要去医疗机构进行检查。在门诊领域，对专业知识的需求也需要以不同的方式进行满足。多专业保健院是这些发展中最受期待的护理机构。他们将受益于那些在医疗机构中建立起来的组织。同时，自由专家组织起来为初级保健医师提供远程专家服务也很重要。

远程医疗放射学是远程医疗技术最早的运用之一。在没有放射科医师的情况下，利用图像的传输远程从患者那里获得初步和最终诊断，以便立即解释这些图像。由于没有放射科医师，远程诊断就等同于远程会诊[7]。在法国，最近的《远程放射学宪章》认为，应该将远程诊断与放射远程会诊相结合。放射远程会诊不同于远程诊断；前者是由更专业的放射科医师会诊，该放射医师必须符合至少下列两项准则：第一，具备专业认证的资格，具有一定的专业经验，每年最少查阅若干档案，参加工作人员和多学科会议，参加有关领域的研究和教学活动。第二，放射科专家必须从事有关或属于能力中心或参考中心的工作[7]。

远程放射医学在一个地区层面上的持久性具有两种性质，当某一特定地区的医疗机构没有向患者提供放射科医师时，则由其他机构的放射科医师或者私营放射科公司提供远程会诊服务，以便对检查结果做出解释。这就要求放射科配备视频会诊系统，以便远程放射医师能够询问患者的情况。

近年来远程病理学在区域、国家甚至国际层面上都得到了发展。最常见的是第二意见远程专家咨询，有时会结合 AI 算法的诊断解释[28,29]。在远程病理学领域，远程专家技术可被视为等同于远程诊断。

在法国，根据社会保障法，远程专业服务是有报酬的，这种远程医疗行为并不被所有国家认可，有时也被认为是远程会诊。它正在发展中国家迅速发展，这些国家正开始向老年慢性病的流行病学过渡。这些国家，特别是在撒哈拉以南非洲地区，在国家甚至国际层面使用远程医疗专家技术来弥补专科医师短缺的问题[30]。

参考文献

[1] Simon P. Champ et enjeux de la télémédecine, 17-46, in *Télémédecine - Enjeux et pratiques*, Collection Synthèses et repères, Le Coudrier Editions, Brignais, octobre 2015, 190 p. http://www.edition-lecoudrier.fr/produit/7/9782919374083/Telemedecine %20-%20Enjeux%20 et%20pratiques.

[2] World Health Organization. Legal frameworks for ehealth. In: Global observatory for eHealth services, vol. 5. 2012. http://apps.who.int/iris/bitstream/handle/10665/78076/9789242503142_fre.pdf;jsessionid=164A3CC840C37EF1D7B02F3BCF37ECB1?sequence =1.

[3] Directive 2000/31/CE du parlement européen et du Conseil du 8 juin 2000 relative à certains aspects juridiques des services de la société de l'information, et notamment du commerce électronique dans le marché intérieur ("directive sur le commerce électronique"). http://eurlex.europa.eu/LexUriServ/LexUriServ.do?uri=OJ:L:2000:178:0001:0016:FR:PDF.

[4] LOI n 2002-303 du 4 mars 2002 relative aux droits des malades et à la qualité du système de santé. JORF du 5 mars

2002, p.4118. https://www.legifrance.gouv.fr/affichTexte.do?cidTexte=JORFTEXT000000227015&categorieLien=id.

[5] LOI n 2016-41 du 26 janvier 2016 de modernisation de notre système de santé. JORF du 27 janvier 2016. https://www. legifrance.gouv.fr/affichTexte.do?cidTexte=JORFTEXT000031912 641&categorieLien=id.

[6] Directive 2011/24/UE du Parlement européen et du Conseil du 9 mars 2011 relative à l'application des droits des patients en matière de soins de santé transfrontaliers. https://eurlex.europa.eu/legal-content/FR/TXT/HTML/?uri=CELEX:32011L0024.

[7] Société Française de Radiologie. Charte de la téléradiologie. Sept.2009. http://www.sfrnet.org/Data/upload/documents/Groupe% 20 de%20travail/Téléradiologie/Charte%20 Téléradiologie%20G4.pdf.

[8] Conseil national de l'ordre des médecins. Code de déontologie. Ed. Avril 2017. http://www. sfrnet.org/Data/upload/documents/ Groupe%20de%20travail/Téléradiologie/Charte%20Téléradiologie%20G4.pdf.

[9] Décret n 2010-1229 du 19 octobre 2010 relatif à la télémédecine. JORF du 21 octobre 2010. https://www. legifrance.gouv.fr/ affichTexte.do?cidTexte=JORFTEXT000022932449&categorieLien=id.

[10] Esteva A, Kuprel B, Novoa RA, Ko J, Swetter SM, Blau HM, Thrun S. Dermatologist-level classification of skin cancer with deep neural networks. Nature. 2017; 542(7639): 115-118.

[11] Rahimy E. Deep learning applications in ophthalmology. Curr Opin Ophthalmol. 2018; 29(3): 254-260.

[12] Arrêté du 6 décembre 2016 portant cahiers des charges des expérimentations relatives à la prise en charge par télésurveillance mises en œuvre sur le fondement de l'article 36 de la loin 2013-1203 de financement de la sécurité sociale pour 2014. https://www.legifrance.gouv.fr/eli/arrete/2016/12/6/AFSH1633837A/jo.

[13] LOI n 2017-1836 du 30 décembre 2017 de financement de la sécurité sociale pour 2018, promouvoir l'innovation en santé, article 54, JORF du 30 décembre 2017. https://www.google.fr/search?source=hp&ei=mikcW8_yEMnoUtrDvZgH&q=article+54+de+la+LFSS+2018&oq=article+54+de+la+LFSS+2018&gs_l=psy-ab.3...11673.25181.0.26767.27.26.0.0.0.0.77.1610.26.26.0....0...1.1.64.psy-ab..1.25.1530.0..0j35i39k1j0i131k1j0i22i30k1j0i22i10i30k1j33i160k1j33i21k1.0.QPfdQxmxwto.

[14] GT 33 CSIS-CSF : Permettre l'émergence d'une stratégie industrielle en matière de e-santé, en soutien de la politique de santé publique, en associant les industriels. Lever les freins au déploiement de la télémédecine. Sept. 2015. http://www.snitem.fr/ sites/default/files/ckeditor/rapport-gt33-csis-csf-dssis-sans-annexes.pdf.

[15] Hendy J, Chrysanthaki T, Barlow J, Knapp M, Rogers A, Sanders C, Bower P, Bowen R, Fitzpatrick R, Bardsley M, Newman S. An organisational analysis of the implementation of telecare and telehealth : the whole systems demonstrator. BMC Health Serv Res. 2012; 12: 403-417.

[16] Steventon A, Bardsley M, Billings J, Dixon J, Doll H, Hirani S, Cartwright M, Rixon L, Knapp M, Henderson C, Rogers A, Fitzpatrick R, Hendy J, Newman S, Whole System Demonstrator Evaluation Team. Effect of telehealth on use of secondary care and mortality : findings from the WSD cluster randomised trial. BMJ. 2012; 344: 3874-3892.

[17] Steventon A, Bardsley M, Billings J, Dixon J, Doll H, Beynon M, Hirani S, Cartwright M, Rixon L, Knapp M, Henderson C, Rogers A, Hendy J, Fitzpatrick R, Newman S. Effect of telec are on use of health and social care services: findings from the Whole Systems Demonstrator cluster randomised trial. Age Ageing. 2013; 42(4): 501-508.

[18] Conseil national de l'ordre des médecins. Télémédecine. Janvier 2009. https://www.conseilnational.medecin.fr/sites/default/ files/telemedecine2009.pdf.

[19] LOI n° 2009-879 du 21 juillet 2009 portant réforme de l'hôpital et relative aux patients, à la santé et aux territoires.

JORF du 22 juillet 2009. https://www.legifrance.gouv.fr/affichTexte. do?cidTexte=JORFTEXT000020879475&categorieLien=id.

[20] Simon P. Les différents actes de télémédecine, 77-108, in *Télémédecine - Enjeux et pratiques*, Collection Synthèses et repères, Le Coudrier Editions, Brignais, octobre 2015, 190 p. http://www.edition-lecoudrier.fr/produit/7/9782919374083/ Telemedecine%20-%20Enjeux%20et%20pratiques.

[21] Haute autorité de santé. Qualité et sécurité des actes de téléconsultation et de téléexpertise. Avril 2018. https://www.hassante.fr/portail/upload/docs/application/pdf/2018-04/fiche_memo_qualite_et_securite_des_actes_de_teleconsultation_et_de_teleexpertise_avril_2018_2018-04-20_11-05-33_441.pdf.

[22] Salles N. *Télémédecine en EHPAD, les clés pour se lancer*. Ed. Le Coudrier, 69530 Brignais; octobre 2017. http://www.edition-lecoudrier.fr/produit/10/9782919374199/Telemedecine%20en%20EHPAD%20-%20Les%20cles%20pour%20se%20lancer.

[23] Haute autorité de santé. Grille de pilotage et de sécurité d'un projet de télémédecine. Juin 2013. http://www.has-sante.fr/portail/upload/docs/application/pdf/2013-07/guide_grille_de_pilotage_et_de_securite_d_un_ projet_de_telemedecine_2013-07-18_13-34-47_545.pdf.

[24] Charasse C, Boulahrouz R, Leonetti F, Potier J, Stanescu C, Le Cacheux P, Ang KS, Baluta S. Teledialysis in satellite hospital: 5-year practice in Saint-Brieuc. Nephrol Ther. 2013; 9(3): 143-153.

[25] Aubert N. L'urgence, symptôme de l'hypermodernité: de la quête de sens à la recherche de sensations. Communication et organisation. 2006; 29: 11-21.

[26] Haute autorité de santé. Modalités de prise en charge d'un appel de demande de soins non programmés dans le cadre de la régulation médicale, mars 2011. www.has-sante.fr/portail/jcms/.../regulation-medicale-argumentaire.

[27] Burguess M. The NHS is trialling an AI chatbot to answer your medical questions. Wired, 5 Jan 2017. http://www.wired.co.uk/ article/babylon-nhs-chatbot-app.

[28] Alami H, Fortin JP, Gagnon MP, Pollender H, Têtu B, Tanguay F. The challenges of a complex and innovative telehealth project : a qualitative evaluation of the eastern Quebec telepathology network. Int J Health Policy Manag. 2017; 7(5): 421-432.

[29] Maxmen A. Deep learning sharpens views of cells and genes. Nature. 2018; 553(7686): 9-10.

[30] Diby F, Zadi S, Adoubi A, Nguessan E, Ehua S. Connaissances, attitudes et pratiques des professionnels de la santé face aux opportunités de diagnostic et de prise en charge des pathologies cardiovasculaires par la télémédecine en Côte d'Ivoire. Eur Res Telemed. 2017; 6: 35-42.

第 3 章　人工智能和医疗保健

3.1　什么是人工智能

人工智能（AI）这个术语在 1956 年由 John McCarthy 首次在一次会议上提到，在这次会议上，几位科学家决定见面以确定机器是否可以智能化。从那时起，AI 通常被定义为计算机程序执行那些普遍被认为与人类智能相关联的任务或推理过程的能力。即使存在不确定性、含糊不清或信息冗杂而无法处理，AI 也往往能够做出一个好决策[1]。

1950 年，英国数学家、计算机科学之父阿兰•图灵在他的著名论文《计算机器与智能》中研究了这个问题[2]：机器能思考吗?通过模拟游戏（一个人类提问者的任务是确定两个聊天室参与者中的哪一个是计算机，哪一个是真正的人类）提问者可以说或问任何事情，但所有的互动仅通过打字文本。如果提问者在与每个参与者交互后不能以特定的精度区分计算机和人类，那么计算机就通过了图灵测试。这项测试到目前为止，没有一台计算机能通过。而我们何时能达到那个阶段，也还没有达成共识[3]。然而，IBM 计算机系统 Watson 在 2011 年的智力竞赛 Jeopardy 中的胜利以及 2018 年谷歌的 Duplex 人工智能预订助理，都可以视为机器的明确成功。

实际上，人工智能的目标是使机器不那么刻板，从而可以从有限的经验中抽象出概念，并在领域之间传递知识或进行推广（泛化）。这种人工智能被称为人工通用智能（AGI）或强人工智能[4]。相比之下，弱人工智能或窄人工智能（ANI）是为特定任务而设计的系统，也称为识别智能。大量数据应用于算法才能达到识别智能或 ANI[3]。两类智能的中间层次以认知智能为代表，机器应用比模式识别更高级的方法分析数据并推导出规律，这得益于深度学习方法的应用。

目前，我们必须同意 Deo 的观点，尽管有数千篇论文将机器学习算法应用于医疗数据，但很少真正对医疗保健有价值[5]。然而，安永（Ernst & Young，EY）2014 年 11 月发布的一份关于生命科学的报告讨论了健康领域大数据的巨大潜力。这确实是一个经济大机器，蓄势待发，席卷全世界卫生领域。根据这份报告，只有那些已经预见到此类经济形势变化的群体才能对医药市场的发展做出尽可能最好的反应。事实上，多年来，这些组织一直在收集并存储原始数据，静待有关卫生部门私有数据市场的立法发展。排名第一的是谷歌（Google），它资助了 Flatiron Health 公司，该公司旨在将促进癌症患者积极预后的所有因素整合在一起。为此，他们收集和分析了数百万例患者的数据。除了谷歌把注意力放在流行病学的大规模趋势分析或基因筛选项目上，IBM 也通过 Watson 提供健康服务。这项服务是多种多样的，医护工作者可以通过“Watson 健康管家”得到工作流程优化的具体解决方案，同时，还可以通过“Watson 基因”辅助癌症诊断，通过“Watson 药物发掘”进行药物研发，通过“Watson 肿瘤”进行医学文献判读。

3.2　专家系统

专家系统是人工智能中的最低层次。专家系统由知识、使用 if-then-else 规则解释数据集的推理引擎以及用户接收所需信息的用户界面组成[6]。这类系统适合应用于自动计算及逻辑处理等相对规则和输出比较清晰的领域。专家系统的工作方式与一个理想的医学生一样：他们采用医学的一般原则，并将其应用于新患者[7]。尽管相对简单且技术落后，其在医疗辅助上仍然是十分强大的。

Bertalan Mesko 在他非常完整的电子书《医疗中的人工智能指南》中列出了人工智能在医学中的许多现实应用[3]。事实上，许多以患者为导向的医疗聊天机器人就是基于专家系统的：Florence 是一个实用的聊天机器人，用于提醒老年患者服用药片[8]。SafedrugBot 包含了一个聊天信息服务，以医师助手的形式提供给医师关于母乳喂养期间用药的相关合适的信息。Izzy 帮助女性跟踪她们的月经，并作为避孕药使用提醒。一些高效的诊断辅助系统也基于专家系统：像 Your.Md 或 CitizenDoc 这样的机器人程序旨在帮助患者通过人工智能找到最常见症状的解决方案。然而，聊天机器人永远不会取代有经验的医师。如果患者的问题看起来很严重或令人怀疑，自动程序本身会建议用户预约医师进行诊断，并最终由医师开具处方。在涉及数百万有时难以获得治疗的患者的特定领域，一些作者描述了一种基于规则库、知识库和患者数据库体系结构的结核病筛查算法。所有这些专家系统都是基于计算机科学中一个相对较新的子领域，即机器学习。

3.3　机器学习算法

根据 Arthur Samuel 的说法，机器学习赋予计算机无须明确特定编程就能学习的能力。

作为一个研究领域，机器学习是计算机科学、统计学和其他各种学科的交叉，其关注的是不确定情况下的推断和决策，且可以自动随时间进行改进[9]。从一个符号推断出的诊断的不确定性基本上可以看作是处理概率的数学问题。从数据中学习应用的概率原理是贝叶斯分析[10]。原则是训练一种算法来执行一项任务（如区分癌症和非癌症组织），并通过经验提高其性能和准确性。根据数据量和计算资源的多少，这些过程与人类的主观判断相比主要是时间和精度的优势。机器学习技术通常处理大量的数据，但较之那些简单化的数学和建模，智能医疗往往涉及较多的生物学和医学问题。

3.4 机器学习方法

机器学习主要有三种经典的流程或者说范式。

3.4.1 监督式学习

在有监督的学习中，此类方法着眼点在于输出已知；在这种情况下，目标是生成一个响应于待判 x 的概率预测 y' 。监督机器学习模型是在被称为（x，y）对训练集的预标记数据上训练的。训练误差由预测结果 y' 和实际结果 y 之间的差异大致定义。监督学习系统通过学习映射 f（x）来形成预测，该映射为每个输入 x 生成一个输出 y。监督学习包括几种概率算法，如决策树、决策森林、逻辑回归、支持向量机、神经网络、核方法和贝叶斯分类器[9]。医学上的经典例子是心电图或 CT 扫描的自动解读。这些通常是训练有素的内科医师能完成的任务，因此计算机常常试图接近人类的表现[5]，并可能超越人类。这种模型的参数数量是至关重要的：更多的参数减少了偏差，但增加了噪声（和随机的关联性）。模型的复杂性是偏差和方差之间的权衡[9]。

监督学习的医学应用可以是对罕见、困难病理的诊断帮助，以及需要对治疗结果进行准确评估的随访：有一例应用是使用支持向量机对儿童脑瘫进行诊断。仅仅使用 2 个简单常见的步态参数就可以达到 96.80%的总体准确率[11]。同样，通过神经网络集成（详见“机器学习算法的一个例子：人工神经网络”）诊断瓣膜性心脏病的准确性为 97.4%[12]。

3.4.2 无监督学习

相反，在无监督学习中，没有可预测的输出。其目的是在数据中查找模式或分组。不需要预先定义的输出来进行训练或学习，因为没有明确的输出目标。基本概念被称为聚类，也就是说，假设在一个数据集中，机器可以自动重新组合特征（症状、图像、基因）。准则函数被定义为包含这些假设的函数，通常利用一般统计原理，如极大似然法、矩方法或贝叶斯积分和优化或抽样算法来优化标准[9]。

“模糊”特性使算法能够根据数据点属于某个聚类的可能性，将其以一定的程度规划到每个聚类中。该方法可以检测大型复杂数据集中的隐藏模式。无监督学习对于识别复杂多因素疾病的机制或危险因素非常有用[5]。模糊 C 均值（FCM）是 Bezdek[2]开发的一种有效的聚类方法，也是最常用的医学诊断工具之一[13]。它已经被提议用于基于基因特征的甲状腺疾病[14]或肿瘤分类[15]。这种方法也有其弱点：需要确定成员阈值或评价标准，即从特征到聚类中心的距离，大致用合并数据的平均值表示，并且聚类是由输入组成的，即如果数据根本不属于任何聚类，算法也会指派一个聚类，这就可能导致错误。原发性头痛较难诊断，但是 FCM 可以有效诊断。算法显示对偏头痛有效诊断率为 97%（正确结果比例，无论阴性、阳性）[13]。

3.4.3　一种组合方法：强化学习

假设强化学习中的训练数据只提供一个动作是否正确的指示，而不是指示给定输入的正确输出训练示例。算法所采取的行动如果是正确的，将得到奖励；如果是错误的，则继续寻找正确的。

3.5　深度学习

无监督学习和强化学习是深入学习的基本原理，应用于数据集的连续层。深度学习通过使用反向传播算法来指示机器应该如何改变其内部参数来发现大型数据集中的精细结构，这些参数用于从前一层的表示计算每一层的表示[16]。因此，深度学习可以为完整的生物医学知识提供一个令人兴奋的解决方案。这些方法可以在没有任何人类输入的情况下发现新的生物标志物，可能会产生真正意想不到的发现[17]。

一些算法结果在糖尿病视网膜病变、皮肤病变[18]、心房颤动筛查[19]或帕金森病[20]的评估方面显示出与人类专家相似的表现。

3.6　机器学习算法的一个例子：人工神经网络

人工神经网络（ANN）是自主人工智能的基础。其概念主要来源于脑和神经元的功能运作，特别是神经记忆的编码阶段，如依照 Hebbian 原理，神经网络具有产生记忆的能力。神经网络是引入数值和统计学习方法的计算机算法，可以自主感知激励并决策。

最简单的神经网络是 1957 年由 Frank Rosenblatt 发明的感知器；它只由输入层的两个神经元组成，通过突触连接到输出层的一个神经元。现在，一个典型的神经网络有一个输入层、一个隐藏层和一个输出层，每个输出层由若干个神经元组成；每层可以有数千个神经元，深度的结构可以有数十层。每个神经元都有一个输入和一个输出，输出是输入的数学函数，称为激活函数。每个输出通过一个连接与下一个神经元（输入）相连，该连接通过一个包含权重和偏差的公式进行加权。反向传播算法通过训练改变权重和偏差，将预期答案和人工神经网络给出的答案之间的最后一层计算的误差进行反向传播。依据训练数据对神经元之间的重要性进行增减。

例如，输入层中的神经元可以表示门诊期间收集的健康信息。隐藏层表示恶化个体特定功能的病理。并且输出层可以表示各类症状（关乎患者生命风险）。

在文献中以及近几十年来，提出了使用 ANN 的不同类型方法，如多层感知器、sigmoidal 多层神经元、卷积神经网络、Kohonen 网络、Hopfield 网络等。

3.7 决策算法

医学知识和出版物数量呈现指数级增长。正如 B.Mesko 明确描述的那样："1950 年，据估计，医学知识翻倍的时间大约是 50 年。1980 年，医学知识翻倍大约花了 7 年。2010 年，只花了 3.5 年。据估计，到 2020 年，医学知识的数量只需 73 天就翻一番。"在 Medline 上，1978～2001 年共发表了 810 万篇期刊文章。在 PubMed 上，有 2300 万篇论文。在接受流行病学培训的医师领域，估计每月需要 627.5 小时来评估这些文章[21]。大量的医学知识，即使一个人整天阅读相关资料，也是根本不可能完全记住；而计算机程序可以读取所有的数据，存储相关的信息，并使用它来帮助医疗决策。这些算法基于自然语言处理（NLP）；能够理解一个人写的文本，并提取目的、情感或意义。

IBM 的人工智能项目 Watson 为肿瘤学家推出了它的特殊算法，能够为临床医师提供基于证据的治疗选择。其目的是支持肿瘤会诊组："Watson 肿瘤具有高级能力，能够分析临床笔记和报告中结构化和非结构化数据的含义和背景，这些数据可能对选择治疗方案至关重要，将患者病历特点与临床专长、外部研究和文献资料结合[3]。"

阿姆斯特丹大学医学中心临床流行病学家、副教授 Van Oijen，接受了 B.Mesko 的采访，他认为 Watson 肿瘤可以降低成本和投入，Watson 肿瘤目前的形式非常适合用于多学科肿瘤会诊的准备和进行过程。它就像一个理想的辅助学科，在肿瘤会诊时提供最新的支持，同时还可以在会诊前帮助确定患者讨论的优先级（即进行分诊）。

印度班加罗尔曼尼帕尔综合癌症中心主席 S.P.Somashekhar 教授于 2016 年在圣安东尼奥乳腺癌研讨会上介绍了一项评估 Watson 的研究。麦里普医院对 Watson 进行了测试，将 Watson 对肿瘤的循证建议与麦里普肿瘤会诊组（由每周审查最复杂癌症病例的 12～15 名癌症专家组成的小组）进行了比较。在一项双盲研究中，曼尼帕尔的医师发现，在 90%乳腺癌病例中，Watson 与肿瘤会诊组的建议一致。

英国的一些癌症专家发现，目前 Watson 的实用性更为有限：提供患者信息和接受反馈，尽管潜在的应用非常广泛[22]。

然而，Watson 的专业知识受到质疑。专门的科学媒体统计调查了 Watson 在世界各地的医院（从韩国到斯洛伐克到南佛罗里达）的肿瘤学使用、市场和表现。目前为止，该系统似乎更接近斯隆纪念医院肿瘤多学科会诊组（帮助开发算法的专家委员会），而不是通用的最新工具。

特别值得注意的是，上述调查显示，虽然它已经强调将 Watson 用于癌症治疗，但 IBM 还没有发表任何科学论文来证明这项技术是如何影响医师和患者的[23]。

其他的解决方案也已经开发出来：微软的研究机器学习项目，被称为“Hanover”，也旨在吸收所有的论文，帮助预测哪些药物和哪些组合对癌症病例最有效。此外，Hungarian Turbine 等一系列的启动旨在构建智能算法，使肿瘤学变得更好[3]。

3.8　放射学中的算法：放射组学的时代

传统上，医学成像是一门主观或定性的科学。现在，结合计算方法的成像数据集数量提供了一个综合的量化结合视觉评估[24]。使用计算算法来分析医学图像现在被称为影像组学[17, 25, 26]。目前研究者们尚未对此新领域的范围达成共识。影像组学广义上可包括两种应用机器学习的过程：一种是利用监督学习获得人眼定义特征的经典图像分析方法，另一种是基于深度学习的特征学习方法，其原理更接近于无监督学习[17]。

Ito 等对于骨骼（图像）纹理做了一些前导性工作[27]。其推导出的思想是病理组织的特性和模式（形状、强度、纹理）可以经放射科医师描述，但也可以定义为图像特征并且计算机数值化 [24]。

放射学的主要潜力在于它能够无创地评估人体组织的特征，因此通常用于临床实践中的诊断、治疗指导和监测。

为了克服视觉判断及其主观性，提出并验证了一些定量测量方法。在肿瘤学中，精确医学（用于诊断和分期，与预后相关）不仅涉及基因组学和蛋白质组学，还涉及现代成像提供的空间和密度特征[26,28]。实体瘤临床疗效评价标准（RECIST）是一套已发表的规则，定义了治疗过程中癌症的演变。该标准最初由欧洲癌症研究与治疗组织（EORTC）、美国国家癌症研究所（NCI）和加拿大国家癌症研究所临床试验组等国际合作机构于 2000 年 2 月发布。2009 年 1 月发布了更新[29]。目前，许多评估实体肿瘤客观疗效的癌症治疗的临床试验正在使用由 Parexel Informatics[30]开发的 RECIST 平台。这种标准化的规则，仍然取决于医师的观察，可以被认为第一步是由计算机取代放射科医师的眼睛。在磁共振成像（MRI）中，一些研究表明前列腺癌的纹理特征与 Gleason 评分显著相关[31, 32]。

在有监督型的影像组学中，该方法可通过 4 个步骤实现：图像采集、从图像中提取放射影像学特征、训练计算机模型和验证预测评分。图像特征仍然是人类定义的特征，提取阶段仍然需要人类专家的介入。

这些图像特征是对图像视觉特性的数学描述，描述图像中存在的低级视觉信息，如图像区域的强度/亮度和纹理[25, 26]。

Aerts 等分析了 440 个放射学特征，根据其图像强度、形状和纹理量化肿瘤表型差异。在来自肺癌和头颈癌患者的 1019 次 CT 扫描的大型数据集中，他们发现大量放射学特征具有预测能力，在提供可量化并监测治疗期间的表型变化[28]的方法之前，许多预测意义未被描述。

主要的挑战是从数学上定义一个复杂的模式或高级特征。在某些特定的应用中，高层次特征可以数学方法定义，或者可以通过组合多个低层次特征来构造[17]。这些构成了目前使用的图像生物标志物（如计算动脉壁中高密度像素的数量以量化动脉粥样硬化斑块负担）。

分割是放射学诊断最重要的方面之一。手动勾画是最直接的方法，通常非常耗时，并且容易受到操作者之间差异的影响[33]。因此，半自动或自动可能是一个伟大的选择。在脑深部结构成像[24, 34]中，Chupin 等结果表明，从三维切片机体积中提取的放射性特征具有显著较高的再现性，并且比从手动分割中提取的特征更为稳健[35]。

影像组学生物标记的定义需要强有力的方法来分析图像中所有可用的变化。深度学习似乎是实现这一目标的理想工具。Oakden 等提出了成像深度学习预测工具可行性的概念证明[17]。

3.8.1 重现性和可重复性

任何定量成像测量都需要重复性和再现性。可重复性与在同一系统上对同一患者进行多次检查时获得相同结果的不确定性有关。再现性与在不同系统和不同成像位置对同一患者进行检查时产生相同结果的能力有关[36]。Zhao 等利用 31 例肺癌患者的重复 CT 扫描图像数据库，评估切片厚度和重建算法对 89 个放射特征稳定性的影响。他们得出的结论是，从具有相同成像设置的扫描获得的特征的可重复性很好；但是，当使用不同设置时，只有 19%的特征是可重复的[37]。研究表明，高达 75%的 CT 或 PET 放射特征随呼吸变化率超过 5%，因此需要屏息或进行四维成像采集，以便正确评估病变[38]。MRI 在再现性方面是一个更困难的挑战，主要是因为失真[39, 40]。PET 是一种定量成像技术，因此需要一个通用的质量控制（QC）/质量保证（QA）程序来保持定量的准确性和精度[36]。用 PET 扫描显示高达 71%的放射性特征具有良好的测试复测稳定性[41]。

3.9 卫生援助和患者管理

在初级医疗方面，医师和护士经常遇到一些有小问题的患者，这些小问题不需要医疗专业的干预，如那些只需要处方更新和安慰或者有组织问题的患者。有很多初创企业和公司提供类似的解决方案，如 kore.ai，我们相信将来会有更多的解决方案。

美国国立卫生研究院（National Institutes of Health）支持的 iCure 应用程序使用与智能手机网络摄像头相关的人工智能，确保患者遵守处方，指导他们管理自己的健康状况。这对慢性病患者、倾向于违背医师建议的患者以及临床试验参与者都非常有用[42]。在这一点上，虚拟护士莫莉是由初创公司 Sense.ly 发展起来的。该界面使用机器学习在医师诊断期间为慢性病患者提供支持[43]。

NHS 测试了一个与 Babylon 健康共同开发的聊天机器人应用程序的测试版，用于提供远程医疗建议，目的是减少非紧急求助热线的负担和医院急诊室的等待时间。Babylon 健康[44]应用程序能够提供基于个人史和公共医学知识的医学人工智能咨询。用户将疾病症状报告给应用程序，该应用程序使用语音识别对疾病数据库进行检查。在考虑到患者的病史和当前情况后，Babylon 提供了一个适当的行动方案。然而，该应用程序由一家私营部门公司提供，最近已从 NHS 数字应用程序库中删除[45]。这项实验的结果尚未公布。

3.10 结论

人工智能在医学领域仍然需要以科学的标准来证明其有效性，并使公众信服其医疗价值。根据 YouGov 为英国科学协会（British Science Association）开展的一项对2000多人的调查，70%的受访者对智能机器执行作物监测等工作感到满意，但在谈到医院的医疗实际应用时，这一比例下降到了 23%[46]。

最后，机器学习并不能解决观测数据集中因果推理的任何基本问题。算法可以很好地预测结果，但预测的不是因果关系[7, 47]。人工智能算法应该是能为医师提供有力帮助的工具，而不是替代品。新的机器学习方法可以分析复杂的数据集，并能够从大量的数据集中梳理出细微的统计规律，人类有能力利用不同的背景知识来产生合理的解释并提出新的假设[9]。针对这种巧妙的合作模式，Chen 在《新英格兰医学杂志》上说：“未来没有必要重复过去，那么仅仅随着时间的推移简单地积累大量的数据将会没有意义[48]。”

参考文献

[1] Rossi F. Artificial intelligence: potential benefits and ethical considerations: European Parliament’s Citizens’ Rights and Constitutional Affairs Policy Department. 2016. www. europarl.europa.eu

[2] Turing AM. Computing machinery and intelligence. Mind. 2018; LIX(236): 433-460.

[3] Mesko B. A guide to artificial intelligence in healthcare, The Medical Futurist, Editor. 2017. https://leanpub.com/

ArtificialIntelligenceinHealthcare.

[4] Yao M. @thinkmariya. WTF is artificial intelligence?!. TOPBOTS. 2017. https://www.top bots.com/wtf-is-artificial-intelligence- intro/.

[5] Deo RC. Machine learning in medicine. Circulation. 2015; 132: 1920-1930.

[6] tutorialspoint.com. Artificial intelligence expert systems. 2018. Available from: https://www.utorialspoint.com/artificial_ intelligence/artificial_intelligence_expert_systems.htm.

[7] Obermeyer Z, Emanuel EJ. Predicting the future — big data, machine learning, and clinical medicine. N Engl J Med. 2016; 375: 1216.

[8] Florence - your health assistant. 2018. https://www.florence.chat.

[9] Jordan MI, Mitchell TM. Machine learning: trends, perspectives, and prospects. Science. 2015; 349(6245): 255-60.

[10] Ghahramani Z. Probabilistic machine learning and artificial intelligence. Nature. 2015; 521: 452-459.

[11] Kamruzzaman J, Begg RK. Support vector machines and other pattern recognition approaches to the diagnosis of cerebral palsy gait. IEEE Trans Biomed Eng. 2006; 53(12 Pt 1): 2479-2490.

[12] Das R, Turkoglu I, Sengur A. Diagnosis of valvular heart disease through neural networks ensembles. Comput Methods Prog Biomed. 2009; 93(2): 185-191.

[13] Wu Y, Duan H, Du S. Multiple fuzzy c-means clustering algorithm in medical diagnosis. Technol Health Care. 2015; 23(Suppl 2): S519-S527.

[14] Azar AT, El-Said SA, Hassanien AE. Fuzzy and hard clustering analysis for thyroid disease. Comput Methods Prog Biomed. 2013; 111(1): 1-16.

[15] Sun L, Xu J. Feature selection using mutual information based uncertainty measures for tumor classification. Biomed Mater Eng. 2014; 24(1): 763-770.

[16] LeCun Y, Bengio Y, Hinton G. Deep learning. Nature. 2015; 521: 436-444.

[17] Oakden-Rayner L, et al. Precision radiology: predicting longevity using feature engineering and deep learning methods in a radiomics framework. Sci Rep. 2017; 7(1): 1648.

[18] Esteva A, et al. Dermatologist-level classification of skin cancer with deep neural networks. Nature. 2017; 542: 115-118.

[19] Halcox JPJ, et al. Assessment of remote heart rhythm sampling using the AliveCor heart monitor to screen for atrial fibrillation: the REHEARSE-AF study. Circulation. 2017; 136(19): 1784-1794.

[20] Ma C, et al. An efficient diagnosis system for Parkinson's disease using kernel-based extreme learning machine with subtractive clustering features weighting approach. Comput Math Methods Med. 2014; 2014: 985789.

[21] Alper BS, Hand JA, Elliott SG, Kinkade S, Hauan MJ, Onion DK, Sklar BM, et al. How much effort is needed to keep up with the literature relevant for primary care? J Med Libr Assoc. 2004; 92(4): 429-437.

[22] Alder Hey Children's Hospital set to become UK's First 'Cognitive' Hospital - Science and Technology Facilities Council. 2018. Available from: https://stfc.ukri.org/news/ alder-hey-children-s-hospital-set-to-become-uk-s-first-cognitive-hospital/.

[23] Ross C. @caseymross. IBM pitched Watson as a revolution in cancer care. It's nowhere close. 2017. https://www. statnews. com/2017/09/05/watson-ibm-cancer/.

[24] Larue RT, et al. Quantitative radiomics studies for tissue characterization: a review of technology and methodological procedures. Br J Radiol. 2017; 90(1070): 20160665.

[25] Kumar V, et al. Radiomics: the process and the challenges. J Magn Reson Imaging. 2012; 30(9): 1234-1248.

[26] Lambin P, et al. Radiomics: extracting more information from medical images using advanced feature analysis. Eur

J Cancer. 2012; 48(4): 441-446.

[27] Ito M, et al. Trabecular texture analysis of CT images in the relationship with spinal fracture. Radiology. 1995; 194(1): 55-59. https://doi.org/10.1148/radiology.194.1.7997582.

[28] Aerts HJ, et al. Decoding tumour phenotype by noninvasive imaging using a quantitative radiomics approach. Nat Commun. 2014; 5: 4006.

[29] Eisenhauer EA, et al. New response evaluation criteria in solid tumours: revised RECIST guideline (version 1.1). Eur J Cancer. 2009; 45(2): 228-247.

[30] parexel.com.2017. Available from: https://www.parexel.com/perceptive-close.

[31] Gnep K, et al. Haralick textural features on 'T2-weighted MRI are associated with biochemical recurrence following radiotherapy for peripheral zone prostate cancer. J Magn Reson lmaging. 2017: 45(1): 103-117.

[32] Wibmer A, Hricak H, Gondo 'T, et al. Haralick texture analysis of prostate MRI: utility for differentiating non-cancerous prostate from prostate cancer and differentiating prostate cancers with different Gleason scores.Eur Radiol. 2015;25:2840. https://doi.org/ 10.1007s00330-015-3701-8.

[33] Eminowicz G. McCormack M. Variability of clinical target volume delineation for definitive radiotherapy in cervix cancer. Radiother Oncol. 2015;117(3):542-547. https://doi.org/10.1016/jradonc.2015.10.007.

[34] Ji Z, et al. Generalized rough fuzzy c-means algorithm for brain MR image segmentation. Comput Methods Prog Biomed. 2012;108(2): 644-655.

[35] Chupin M, et al. Automatic segmentation of the hippocampus and the amygdala driven by hybrid constraints: method and validation. Neurolmage. 2009;46(3): 749-761.

[36] Bolleard R, et al. FDG PET/CT: EANM procedure guidelines for tumour imaging: version 2.0. Eur I Nucl Med Mol Imaging. 2015;42: 328-354.

[37] Zhao B, et al. Reproducibility of radiomics for deciphering tumor phenotype with imaging. Sci Rep.2016;6: 23428.

[38] Oliver JA, et al. Variability of image features computed from conventional and respiratory gated PET/CT images of lung cancer. Transl Oncol. 2015;8(6): 524-534.

[39] Spatial precision in magnetic resonance imaging-guided radiation therapy: the role of geomet ric distortion. Int J Radiat Oncol Biol Phys. 2017.

[40] Holl EM, et al. Improving targeting in image-guided frame-based deep brain stimulation. Neurosurgery.2010;67(2 Suppl Operative): 437-447.

[41] Leijenaar RTH, et al. Stability of FDG-PET Radiomics features: An integrated analysis of test. retest and inter-observer variability. Acta Oncol. 2013;52(7): 1391-1397. https://doi.org/10.3109/0284186X.2013.812798.

[42] AiCure.2018.Available from: https://aicure.com/.

[43] Sensely. How are you feeling today? 2018. Available from: http://www.sensely.com/.

[44] NHS doctor appointments online. GP at hand. 2018.

[45] @digitalhealth2. Babylon and others removed from NHS Apps Library. 2018. https://www.digitalhealth.net/2018/03/babylon- removed-nhsapps-library/.

[46] British Science Association. One in three believe that the rise of artificial intelligence is a threat to humanity. 2018. tishscienceassociation.org/news/rise-of-artificial-intelligence-is-a. threat-to-humanity.

[47] Kleinberg J, et al. Prediction policy problems. Am Econ Rev. 2015;105(5): 491-495.

[48] Chen JH, Asch SM. Machine learning and prediction in medicine - beyond the peak of inflated expectations. N Engl J Med. 2017;376(26): 2507-2509. http://dx.doi.org.gate2.inist.fr/10.1056/NEJMp1702071.

第 4 章　区块链和健康

期望区块链在医疗保健领域发挥作用，但这是一种暂时的潮流，还是将彻底改变这一领域?区块链是一种技术，技术是工具，而不是解决方案。在医疗保健方面有一些结合点，区块链可以真正发挥作用，而其他则完全不起作用。

4.1　区块链与魔法笔记本的类比

4.1.1　魔法笔记本

为了解释什么是区块链，我们可以用一个简单的比喻——魔法笔记本。想象一下，一个有无数数据副本的笔记本，被不同的人所持有。每一份副本都是彼此的镜像，如果你在一份副本中写了什么，它就会立即出现在每一份副本中。魔法笔记本总是同步的。

基于这样的比喻，如果一个人在笔记本上写下一个句子，然后把它划掉，或者修改或者有新的输入，每一个副本都可以看到这种行为，并且修改会立即被拒绝。魔法笔记本可以安全地保存所有记录。

魔法笔记本的一个独特之处在于它有无限的页面。人们可以写许多笔记，只要他们愿意，笔记本总是会产生一个新的页面。此外，不可以删除页面，因为它会破坏页面序列的完整性。从副本中删除页面会自动中断页面之间的连贯性。

使用魔法笔记本，可以保证记录人始终与他们的记录保持同步。例如，他们可以协调各种想法、计划或合同。魔法笔记本还可用于人与人之间发送消息，具有透明性和可追溯性。

事实上，这就是比特币区块链的工作原理。区块链就像魔法笔记本一样，每次比特币支付发生时，都会记录一笔交易，记录了交易人之间支付了多少钱。区块链就像魔法笔记本一样，确保了交易账户的每个副本都是完全同步的。

4.1.2　技术创新

我们现在可以把“魔法笔记本”类比成区块链，这是一项于 2009 年首次使用的开源技术，自那以后人们对它的兴趣一直在增长。我们将区块链分为 3 个模块：①块；②交易；③共识。

4.1.2.1　块

魔法笔记本是区块链，页面是块，包含了各项交易的记录。每个块都通过加密方式与前后块链接起来，形成一个一旦创建便不可修改的块链。任何修改或切换它们的尝试都将打破链的整体。

4.1.2.2　交易

交易是笔记本的内容。它们可以是货币的（加密数字货币），也可以是非货币的（信息、数字合同等）。与魔法笔记本一样，它们是按时间顺序添加的，并带有时间戳。

当交易是货币时，交易金额会公开显示。当它是数字资产时，它是经过加密的，因此没有人能看到原始交易信息。

交易是伪匿名的。人们使用公钥和私钥来发送和接收交易。我们可以将这个密钥系统与一个电子邮件地址进行比较。这个电子邮件地址是公开的，并用一个私人密码显示，用于解码信息和（或）接收资金。

交易对于存储“数据证明”非常有用。我们可以通过在单个编码文本中安全地加密数据并将其存储在区块链中，并为其加盖时间戳来操作。原始数据的持有者可以在任意时间证明信息的准确性。这可以扩展到存储的诸多数据证据，从多方创建集中审计跟踪。

然而，需要注意的是，区块链并不是用来存储交易中大量信息的，而是用来存储大量数据记录（或一条小消息、一小段代码等），或交换货币、许可证等。数字资产的原始信息（如书籍或合同的书面内容）将保存在原始数据库中，而证据将存储在区块链上的交易记录中。

4.1.2.3　共识

区块链没有像总裁或首席执行官那样的中央集权。它是由人们所共同控制的。决策是由社区的共识作出的（有 50%以上的同意才能做出决策）。因此，参与的人越多，网络就越值得信赖（如对于比特币区块链来说，它代表着数万台计算机）。因此，对修改已生效的交易的任何尝试都将被拒绝，从而确保系统的可信赖性。

当参与者拥有对区块链的完全访问权限（读、写、共识决策）时，这类区块链被称为“公共”区块链，而当参与者拥有部分权限（例如，一些人只能阅读）时，这类区块链被称为“许可”区块链。“私有”区块链意味着只有受限制和被选定的人们才能参与区块链。

最终，拥有多个始终同步副本的魔法笔记本代表了一个分布式网络。区块链总是分布在计算机网络中，并且不断地在所有副本上同步更新。该系统可以防止黑客窃取区块链的数据，因为他们必须在每一台拥有副本的计算机上窃取所有副本。

4.1.3 比特币区块链

例如，比特币区块链的交易系统基于加密货币：比特币。它是公开的和去中心化的。比特币区块链是第一个区块链协议，但由于它是一个开源协议，现在有更多的区块链，而每个区块链都有其独特之处！

4.2 区块链的使用

区块链允许参与者以非常安全的方式共享数字资产和信息，而不涉及任何第三方。输入的每个数据点都带有时间戳，可追溯和可审计。简而言之，区块链背后的主要思想是以高安全标准跨越多个方面追踪和共享数据（信息、流程、资产、货币等）时，创建一种新的信用模式，并有可能验证所有数据的完整性。

4.2.1 区块链如何影响医疗卫生领域?

我们正生活在医学最活跃的时代。可以看到，技术和知识的突破为患者提供了更多可供选择的治疗方式。然而，我们的医疗卫生系统仍然存在许多痛点。我们将探究区块链作为一种杠杆来应对医疗卫生领域的一些重大挑战。

4.2.2 临床试验

越来越多的人认为临床试验系统正在经历危机。“发表或灭亡”这句话说明了一个获取基金资助的渠道，即研究人员必须尽快、持续地发表论文，从而对研究产生积极的结果，这导致数量高于质量。只有这样，研究人员才能为自己正名，获取更多的资金，从而进行研究。当然，在现实中，临床试验需要时间，而且通常不会产生积极的结果。如果一个人的所有假设都成为事实，这应该引起人们的怀疑。事实证明，这种发表论文的压力已被证明与科学欺诈和可疑的伦理行为有关，目的是夸大研究结果，增加发表论文的机会。由于存在明显的利益冲突，在制药行业资助的研究中也发现了这类问题。其结果是，今天 80%的临床试验是不可重复的，这违反了科学的本质，科学的本质是通过在重复试验中显示一致性来确保结果的准确性，直到有人证明它们是错误的。

尽管要改变以发表的论文数量来最终评判研究人员文化水平的观点还有大量工作要做，但区块链技术可以将透明度融入研究工作流程。

如何做到呢?通过创建临床试验的审计跟踪，研究人员可以首先填报他们的研究设计方案，然后记录他们的研究进展，从收集患者的同意书到患者纳入、数据采集（问卷，生物样本等）、中期和最终结果、不良反应等。任何在信息被记录之后进行修改的尝试（研究设计变更、结果伪造、添加虚构的患者或代笔作者等）都会变得更加困难。

区块链可以实现内置的试验验证，并确保数据的完整性和透明性。这是一个使临床试验更加透明和可重复的机会，并可以提高质量而不是数量，最终获得积极性结果。一个很好的案例是法国医院 AP-HP 与区块链技术提供商 Stratumn 在出版物中发表《临床试验中的区块链协议：文件的透明度和可追溯性》[1]，研究人员利用比特币区块链技术提出并实施了一种确认临床试验参与者知情权的方法。

4.2.3　医疗卫生病历

电子医疗记录（EMR）面临着双重挑战，既要保护患者隐私，又要在需要时在提供者和研究人员之间共享医疗数据。专家普遍认为，医疗数据应该由患者拥有和控制，而不是分散在不同的医疗系统中。Yue 等提出了一种基于区块链的 App（healthcare Data Gateway，HGD）架构，使患者能够轻松、安全地拥有、掌握并共享自己的数据，而且不会被侵犯隐私[2]。类似地，初创企业 Iryo 正在建立一个平台来统一保存健康档案。Iryo 的解决方案不是将来自不同提供商的各种医疗数据以不同的格式存储在不同的数据库中，而是将数据安全地存储，并允许患者在世界任何地方分享他们的医疗记录[3]。其他快速发展的公司也提供了自己的解决方案，如 Patientory（英国）、Coral Health（加拿大）[4]或 Guardtime 公司。Guardtime 公司于 2017 年与爱沙尼亚电子健康管理局签署了一项协议，以确保超过 100 万名爱沙尼亚人健康记录的安全性[5]。需要注意的是，数据本身并不直接存储在区块链上，而是存储在常规数据库中。区块链用于创建在所有地区进行的任何修改的审计跟踪，详细说明与每个条目关联的信息来自谁、什么内容、何时和何地，以确保稳定性。它不是 EMR 的替代品，而是其中一项技术，如果结合使用，将会产生更好的效果。区块链与现有数据库、访问控制系统和密码技术使我们能够构建下一代信息系统，该系统可以跨组织跨部门（医院、政府等）安全地管理患者信息，同时确保信息的可追溯性和可问责性。

4.2.4　药品生产

在医药供应链中，对许多产品（疫苗、化疗等）来说，安全及时地交付是至关重要的。正如社会编年史[6]和 Mediledger 项目[7]所宣称的那样，区块链可以帮助促进物流、最小化差异，并通过简化流程节约成本提高产品的可见度，并在整个供应链流通时增加产品透明度。

从 2007 年到 2013 年，假药市场规模增长了 300%，特别是随着网上药品销售的增长而增加。根据世界卫生组织（WHO）的统计，发展中国家消费的药物中约有 50%是假药，根据消息来源，这导致全球每年死亡人数为 100 000～800 000 人。

从药物的形状、大小和颜色来看，与真正的药物几乎无差别，但这些假冒药物含有更少或根本不含原有有效成分，或成分混合不当。遗憾的是，跟踪药品供应链（航运物流、冷链管理等）既烦琐又复杂。迄今为止，监管当局的努力一直举步维艰。

区块链技术可以通过创建整个药品供应链的审计跟踪来提供部分解决方案，弥合制药公司与最终用户之间以及供应商、分销商和其他中间商之间的差距。该系统将允许最终用户或任何监管机构核实任何药物的原产地及其供应链的每个步骤。

4.2.5 公共卫生

公共卫生是预防疾病和促进人类健康的科学。通过监测病例、健康指标和科学研究，分析人群健康状况和对健康的威胁（疾病暴发、乙醇、烟草风险等）。公共卫生实践需要由普通工作人员和专业人员组成的多学科团队，以及对大量数据的收集和分析。

区块链的用处就在于允许许多实体跨界及时共享关键信息。这将有助于降低协作实体之间数据交换的复杂性，其通常涉及人工处理过程和长时间的延迟。2014 年埃博拉病毒暴发表明了我们现有系统的弱点。由于美国政府没有及时得到医疗疏散人员的健康信息，其中一部分人员（受污染的人）被允许返回美国，这导致病毒在美国迅速蔓延。一个基于区块链的系统可以参与预防这种情况。

在美国，疾病预防控制中心与 IBM 合作，开发了一套基于区块链的解决方案，以改善联邦层面的卫生机构和医院的数据收集、分析和共享。目标是通过安全、合规和透明的数据交换系统改善协作，期望从疾病暴发开始，能够监控到所有涉及的个体数据，以便尽快控制感染的传播。

新成立的公司 SimplyVital Health 推出了一个审计追踪区块链平台，在这个平台上，医疗服务供应商可以共享并查阅患者的数据。由人工智能驱动的财务和临床算法为所有用户提供了可执行的操作机会。正如该公司首席执行官所说："医疗服务提供商共同努力降低医疗成本，这意味着它们可以共同工作并取得成果而获得报酬。因为医疗报销依赖于医疗服务提供商（如医疗保险公司）协同工作的能力，所以不可更改的审计追踪为这类用户提供了额外的优势[8]。"

在未来基因组学市场中，隐私权和控制权的保障将是至关重要的。Nebula 基因组学公司认为，这个市场面临着相似的属性和挑战，即涉及数据的隐私性和可控制性。区块链技术可能是解决数据完整性问题的合适技术，能够确保数据在没有任何第三方参与者[4]的情况下得到验证。

4.3 结论

虽然该技术在医疗卫生的许多领域具有提高效率的巨大潜力，但它并不是一个端到端的解决方案。对于许多著名的案例来说，区块链技术与其他技术相结合，才会是一个非常有用的工具，如在这里讨论的案例和更多案例。对于这项有前途的技术，我们仍处于探索如何更好地利用的早期阶段。尽管医疗卫生体系因烦琐而臭名昭著，但对患者来说，这项探索绝对是值得的。

参考文献

[1] Benchoufi M, Porcher R, Ravaud P. Blockchain protocols in clinical trials: Transparency and traceability of consent [version 1; referees: 1 approved, 1 not approved]. F1000Research. 2017; 6: 66. https://doi.org/10.12688/f1000research.10531.1.

[2] Yue X, Wang H, Jin D, et al. Healthcare data gateways: found healthcare intelligence on blockchain with novel privacy risk control. J Med Syst. 2016; 40(10): 218. https://doi.org/10.1007/s10916-016-0574-6. [published Online First: 2016/08/26].

[3] https://iryo.io/.

[4] @berci. Top 12 companies bringing blockchain to healthcare – The Medical Futurist. 2018.

[5] Estonia prescribes blockchain for healthcare data security – Health Matters. 2018.

[6] Paid program: block chain meets cold chain. 2017.

[7] MediLedger–blockchain solutions for pharma companies. 2018.

[8] Blockchain in healthcare: 2017's successes–CoinDesk. 2017. https://www.coindesk.com/blockchain-healthcare-2017s-successes/.

第 5 章　精准医学

5.1　从还原论到系统方法

鉴于单个细胞及整个人体组织的生物成分和相互作用的复杂性，生物和生命的建模一直是现代科学的挑战。在传统数学和物理学的帮助下，生物组织的还原论方法成功地识别了许多组织成分及其交互，但不幸的是，还原论的方法没有提供令人信服的概念或方法来理解系统属性如何出现。与还原论方法相反，信息技术（IT）提供了处理和组织大量数据的能力，通过典型的整合范例来解释生物系统与现象[1]。DNA、RNA、蛋白质和代谢物定量数据集，加上临床试验和影像学，提供了了解扰动对细胞及人体影响的全新起点[2]。从生物学信息论角度而言，“生物信息——生物标志物”被定义为集成在网络中的给定数据，这催生了一种用于了生理学和病理生理学的“系统”方法。这方面的一些先驱无疑是诺贝尔奖获得者艾伦·劳埃德·霍奇金和安德鲁·菲尔丁·赫胥黎，他们在 1952 年构建了第一个数值模拟，解释了动作电位沿神经元轴突的传播[3]。8 年后，丹尼斯·诺布尔将一种类似的方法应用于心脏细胞，并对这个新兴领域给出了自身的定义：“系统生物学……是把事物放在一起而不是分开，是整合而不是归约。它要求我们发展出与还原论方案一样严格但又不同的思维方式，这意味着完全改变了我们的思维体系[4]”。

5.2　系统生物学和系统医学

系统生物学是破译生物系统复杂性的一种整体方法，生物系统的复杂性在于构成所有生物体的网络不仅仅是它们各部分的总和（所谓的还原论）。系统生物学是协作的，将包含生物学、计算机科学、工程学、生物信息学、物理学和其他学科在内的许多学科的科学规律整合在一起，以预测这些系统在不同的时间和条件下是如何变化的[5]。

1966 年，系统理论家 Mihajlo Mesarovic 在俄亥俄州克利夫兰的凯斯理工学院举办的题为“系统理论和生物学”的国际研讨会上正式提出将系统生物学作为一门独特的学科[1, 6]。自那以后，这个概念被广泛应用于各种不同背景的生物学。人类基因组计划是生物学中应用系统思维的一个例子，它为解决生物学领域中遗传学的问题提供了新的、协作的方法[7, 8]。

"系统医学"一词最早出现于 1992 年 B.J.Zeng 的《论人体全息模型》[9]和 T.Kamada 的《系统生物医学》[10]。实际上，系统医学是另一个多学科的研究领域，它将人体系统视为整合了生物化学、生理学和环境相互作用的整体中的一部分。这种设计预测性、多尺度模型的能力使科学家能够发现疾病新的生物标志物，根据独特的基因特征对患者进行分层，以及靶向药物和其他治疗方法所产生的效果[5]。

系统生物学的变革力量于2009年在国家研究委员会题为"21世纪的新生物学：确保美国领导即将到来的生物学革命"的报告中得到了机构上的认可。委员会报告说道，多年的研究"已经产生了关于描述生命特征的复杂系统组成部分——基因、细胞、生物体和生态系统的详细信息，这些知识已经开始融合到更深入地理解所有这些组件是如何作为系统一起工作的"[11，12]。

目前，随着新兴的人工智能技术的出现，用于数据训练和泛化的计算"机器学习"技术和尖端统计技术（见第 3 章）将在分析系统医学新技术产生的多维数据集方面发挥重要作用[13，14]。虽需逐步实现，但能迅速产生"新的分类法"，以及疾病诊断、治疗和临床决策的新方法，为患者提供了更个性化的治疗，改善了患者的预后[12]。事实上，如果这种方法在临床实践中有效，它就提供了一种真正的从被动医学到主动医学的范式转变。这种主动的方法在慢性病[15]、传染病[16]或癌症[17，18]等需要"长期"管理的疾病中非常有前景。

5.3 "4P"医学

十多年来，Leroy Hood 及其同事一直倡导"4P"医学的概念，即预测性、预防性、个性化和参与性。

实际上，"4P"医学概念是从三种趋势的融合中产生的[14]：

（1）系统生物学和系统医学破译疾病生物复杂性的能力越来越强：每种病理学都被视为一种个人经验及动态网络，从中完成从健康到疾病的异常调节。相反，治疗则是从疾病到健康的途径，需要考虑到从分子到社会的每一个个人维度及其在病理状态中的参与情况。

（2）计算机在集成、存储、分析和交流医疗记录、症状、临床试验、生物样本数据、影像学、分子生物学方面的能力不断增强：自此，可以想象一个个性化的数据云，包括每个个体的多个维度，从遗传到表型特征，还包括社会指标（社会水平、教育、家庭背景等）。

（3）更多地为患者提供信息，以提高他们对管理自己健康的兴趣：数字工具不仅将最新的科学基础发现应用于临床，也将患者和医疗保健消费者们联系起来。2013 年，1/3 的美国人上网调查身体状况[19]。这种现象可能继续增加。

药物研究也可能从这些工具中受益。事实上，组学数据分析不仅能识别代表疾病的新的生物标志物，同时也为开发更有效的药物提出新的治疗靶点。因此，得益于人工智能[20]对 70 000 篇科学文章的分析，许多与癌症相关的蛋白质可以被识别。如果这项发现是用人工完成的，则可能要花费数年时间。

5.4 如何建立系统医学

5.4.1 综合分析核心症状

症状是患者表达和感觉到的不适，是识别疾病的核心，是生理功能变化的临床反映。症状可能在不同生理功能退化中同时发生。这就是为什么（表 5.1）通过与症状的相关性来解读临床共病对解释病理状态至关重要，我们称之为网络医学[21]。

表 5.1 慢性病患者的共病模式

扩大诊断群	案例数	指数性疾病只有 1 种	指数性疾病+1 或更多	指数性疾病+2 或更多	指数性疾病+3 或更多	指数性疾病+4 或更多	指数性疾病+5 或更多
模式 A							
高血压（有无并发症）	28 760	11.05	88.95	67.95	44.05	24.45	12.10
脂代谢紊乱	22 345	13.19	86.81	65.76	43.29	24.58	12.49
2 型糖尿病（有无并发症）	10 058	9.67	90.33	74.55	54.11	33.86	18.86
心律失常	5777	8.60	91.40	78.43	61.28	42.08	25.36
模式 B							
脑血管病	2658	5.91	94.09	83.07	66.59	46.46	28.33
缺血性心脏病（不包括急性心肌梗死）	2344	3.97	96.03	86.90	70.56	49.40	32.81
慢性肾衰竭	1964	5.86	94.14	84.57	69.25	51.12	33.50
充血性心力衰竭	1377	3.05	96.95	90.12	78.29	61.26	42.19
模式 C							
焦虑和抑郁	27 357	36.46	63.54	39.54	24.38	13.91	7.14
甲状腺疾病	19 299	31.97	68.03	42.49	26.26	15.12	7.86
哮喘	7614	40.74	59.26	34.98	21.55	13.12	7.17
精神分裂症和情感性精神病	1309	31.02	68.98	44.16	24.68	13.67	7.87
模式 D							
肥胖	19 640	17.11	82.89	60.58	39.76	22.68	11.36
骨质疏松	6143	9.56	90.44	72.54	49.44	29.01	14.76
耳聋、听力损失	5403	18.88	81.12	61.08	42.88	27.63	15.57
恶性肿瘤	5138	14.25	85.75	66.62	46.44	28.67	15.84
退行性关节病	4452	11.25	88.75	72.24	52.34	32.79	17.65
Bengin 前列腺肥大	4089	11.49	88.51	68.38	45.98	27.42	14.97

续表

扩大诊断群	案例数	指数性疾病只有1种	指数性疾病+1或更多	指数性疾病+2或更多	指数性疾病+3或更多	指数性疾病+4或更多	指数性疾病+5或更多
肺气肿、慢性支气管炎、慢性阻塞性肺疾病	3183	9.80	90.20	72.86	54.16	35.38	21.08
全身性动脉粥样硬化	2705	13.20	86.80	72.16	55.75	39.26	23.51
青光眼	2450	7.31	92.69	79.47	60.98	32.81	23.80
慢性肝病	2121	13.11	86.89	67.61	48.33	33.81	18.39
痴呆和妄想	1112	11.33	88.67	73.38	52.25	33.45	19.06
慢性皮肤溃疡	955	8.90	91.10	73.49	58.95	41.05	24.91
心脏瓣膜病	936	7.69	92.31	82.16	64.10	47.54	30.02
帕金森病	805	9.57	90.43	77.14	55.53	38.63	26.09

注：根据对应分析中鉴别出的不同共病模式，展示了每种疾病状态在各共病等级上的病例频率分布情况。诸如哮喘、精神分裂症、焦虑/抑郁及甲状腺疾病等，其发病负担相对较低；而心力衰竭、缺血性心脏病、脑血管病及慢性肾衰竭等疾病，则呈现出较高的共病负担。此外，由模式B和C构成的较大集合，其共病负担处于中等水平。

文献来源：García-Olmos L, Salvador CH, Alberquilla Á, et al. Comorbidity patterns in patients with chronic diseases in general practice. PLoS One. 2012, 7(2): e32141.

对共病（伴随其他疾病的疾病）的分析允许诊断数据或标签的产生[22]。这些数据集有助于识别在不同尺度上各种医疗数据之间的动态交互[23]。

5.4.2 症候群

症候群症状分组仍然是有争议的。实际上，如果没有计算机的计算能力，症候群（家庭分组数据）只有在群集关闭时才有意义，如疾病的精确临床描述。所幸借助计算方法，可以对症候群进行去划分以整合长期历史数据。自早期医学以来，封闭症候群的使用就已经强调了单个临床综合征的体征和症状之间的关系。在临床环境中，封闭症候群允许通过比较诱发症状与临床综合征症状来识别疾病，从理论上讲，临床综合征定义了疾病。

如今，我们所面临的风险不再相同。人口老龄化严重，预期寿命延长，慢性病不断增加，一个患者可能患有多种疾病。因此，有必要对与某种疾病相关的数据组进行划分，以支持更广泛的综合医学，从而允许将几种疾病纳入新的分类。

数据共同进化使得预见和预测共病成为可能。例如，为了在更普遍意义上预测健康的演变，需要对心血管疾病、代谢疾病、肌肉骨骼疾病和消化系统疾病之间的重要共病进行探索，以消除临床学科图片的障碍。

Marylin J.Dodd[24]借助当前的技术，通过历史方法和当今问题的逐步回归，描绘了症状集群。本文对症状学数据的管理方法，特别是整合途径和互操作性的标准化进行了思考[25]。互操作性允许对算法体系结构进行集成，一方面保留集群的概念；另一方面，确保在集成新数据时数据彼此链接。

5.4.3 合并症

如今，共病分析是生物信息学面临的主要挑战之一。计算能力、生物系统的概念化、大数据、关联健康和远程医疗都将作为论据解释更为广泛的健康意识。这种“全身系统”的理解方式将使提供个性化的预防分析成为可能。

一项非随机试验提出了一系列症状的聚类，可以改进对急、慢性疼痛的理解[26]。这项研究说明，通过解释独立于特定病理背景的所有症状可以获益。

最近，一项在大型共生群中开展的研究列出了日常临床实践中的共病目录[27]。表 5.1 支持生物体在每个系统中并行进化的观点。事实上，已经定义了四种共同发展的疾病模式，每种模式都与共病风险相关。例如，在模式 B 中，在脑血管病的基础上发生缺血性心脏病、肾衰竭或心脏出血性疾病的风险很大。我们讨论的是高患病率的共病，不同于模式 C，模式 C 的共病负担较低。

我们可以理解，这与共同认识疾病负担有关，而不是仅限于将患者的某一疾病孤立地与其他病症进行分析。

这种关联方法一定会实现，不仅在于症状水平，还必须通过整合其他可能有意义的数据，如生物、遗传、关联健康等数据集来确保诊断和治疗方法的有效性。

5.4.4 综合医学中的复杂系统

生物学领域的复杂系统包含多种形式，临床诊断领域中的一系列症状则被归类为“网络医学”。

通常在生物信息学的基础上对其进行描述，并在生物医学数据集中共同演化。以阿尔茨海默病的生物标志物为例，我们知道它们是通过同一疾病的关系而相互联系的。这个复杂的系统使人们能够尽早开发算法来识别阿尔茨海默病的生理病理倾向，以及心血管疾病、孤独症、糖尿病、肥胖、某些癌症，也包括衰老的病理生理机制[28]。

这些疾病是复杂的，因为可能病因的异质性和巨大的变异性，通常是共同的因素，特别是由于表观遗传机制和环境因素的影响[29]。

另一个例子是孤独症。Diaz-Beltran 等使用跨学科生物学方法探索孤独症，并强调了遗传、环境和免疫学的结合，加上可能是孤独症谱系起源的神经因素。他们已经研究出一种对于诊断很有用的综合方法[30]。

5.5 生物标志物

生物标志物具有客观可测量的特点，它代表了正常和病理生物学过程的指标，或治疗干预后药理学反应的指标[31]。

与病理学相关的生物标志物的识别使得收集到的数据量相当大，这些数据对于确定时间生物学的趋势很有用。正是通过将这些数据提交到生物信息学的动态分析中，医学才能够提出非常精确的诊断和预后，而这种诊断和预后总是更加个性化。

Wehling 等将生物标志物的发现和分析称为协助临床医学最合适的研究领域[32]。生物标志物可以收集不同生理活动的测量结果，以便在病理条件下进行解释[33]。

影响生物标志物价值的因素很多。为了保证生物标志物评价的敏感性和特异性，将转化生物信息学与数据处理策略相结合的系统生物学方法被提出。识别新的生物标志物的目的是支持医学决策。事实上，正是通过识别更准确、更有力的生物标志物或生物标志物的分类鉴定，未来的医师将能更好地研究影响健康动力学的多维因素。

5.6 生物信息学

临床医师的需求决定了生物信息学新方法所需的特性。数据库必须满足以下条件：

（1）动态化：随着新的临床病例的出现以及应用和临床研究的进展，数据库必须自动化和可扩展。

（2）交互式：必须在咨询的核心部分使用，并提供易于使用的界面。

（3）从全局到具体：无论数据来源如何，临床医师都必须快速使用新的集成数据（如整合 M-Health 设备的数据时）。

（4）整合与医疗目标相关的标准化数据，以确保给定数据与另一个数据集的相互操作性。

（5）通过自动化人工智能实验将数据相互结合：要快速处理所添加的数据，并通过将其与已构建的数据库关联起来，使其具有临床相关性，必须要有一个充分集成的算法。

5.6.1 当前集成工具

复杂适应系统的整合是生物信息学研究的主要挑战之一。为了建立生物学的理论体系，指导生物信息学的研究，必须对基因组学、蛋白质组学、分子生物学、临床科学和现象系统的原理有深入的了解。

如今许多软件程序都依赖于数据库。现在，任何新的数据库都有自己的相关软件来解决集成和标准化问题（表 6.1）。目前，它们主要用于应用研究，特别是在非常广泛的 OMIC 领域。事实证明，某些技术创新在重症患者监护中取得成功，尤其是在外科或肿瘤学中[34]。最近，一些学术倡议探索转化医学[35，36]。这种横向医学的目的是将生命科学的基础研究成果转化为临床管理的新工具和新方法。如今，可利用医疗数据的巨大差异性和多样性使得标准化和整合变得困难，特别是有必要召集所有医学和生物医学专家来促进专家们的解释。因此，有必要整合合适的集成方法和路径。在大多数启动的项目中，需要串联技术以确保数据的有效利用。事实上，向医学专家提供护理事件的概况，需要相互关联的专用网络主机、操作系统和数据库。由于有可用于启动“大数据到知识”（BD2K）[37]计划的新技术，美国国立卫生研究院（NIH）从中受益。实际上，NIH 的目标是通过实施一项信息技术倡议，利用大规模的健康数据，巩固为新的医学专家量身定制的培训计划。NIH BD2K 项目旨在将健康数据科学定位于 21 世纪生物医学研究的核心。关于罕见疾病的数据处理还存在于其他领域。在欧洲，Orphanet 和 Inria 合作创建用于收集和处理罕见疾病数据的工具——Orphamine，允许专家对 Orphanet 数据进行一般可视化[38]。最后，互联网巨头也处于健康创新的前沿，特别是在数据科学领域脱颖而出的谷歌。事实上，他们试图利用健康数据来了解患者的日常健康状况，并从罕见和单基因模型转向常见疾病。值得注意的是，谷歌旗下的 Verily 公司、杜克大学、斯坦福大学真正参与了这项研究[39]。然而，这些病理都是多因素和多基因性的，这在现在仍是一个复杂的挑战[40]。

5.7 局限性

尽管大数据和组学解译具有极好的前景，但许多专家一致承认，这些计算工具还不足以应对破译生物复杂性的挑战。生物学领域的专业知识至关重要，数十年的研究成果可以帮助解释这些数据[41]。如 Kohler 等所说：“如果没有对生物现象和网络的深入和不断加深理解，就不可能从大量异构数据所产生的巨大噪声中找到关键信号[41]。”此外，这种普遍存在的对每个人自我的定义可能导致“过度医疗化”效应，并存在过度预防措施的潜在危害[42]。

参考文献

[1] Systems biology. Wikipedia. 2018.

[2] Sauer U, Heinemann M, Zamboni N. Getting closer to the whole picture. Science. 2007; 316: 550. https://doi.org/10.1126/science. 1142502.

[3] Hodgkin AL, Huxley AF. A quantitative description of membrane current and its application to conduction and excitation in nerve. J Physiol. 1952; 117(4): 500-544.

[4] Noble D. Cardiac action and pacemaker potentials based on the Hodgkin-Huxley equations. Nature. 1960; 188:

495-497. https://doi.org/10.1038/188495b0.

[5] @ISBUSA. What is systems biology. Institute for Systems Biology; Seattle, 2018.

[6] Rosen R. Systems theory and biology. In: Mesarović MD, editor. Proceedings of the 3rd systems symposium, Cleveland, Oct 1966. Springer, New York; 1968. xii + 403 p., illus. $16. 1968. https://doi.org/10.1126/science.161.3836.34

[7] Zewail A. Physical biology: from atoms to medicine. London: Imperial College Press. p. 339.

[8] Human Genome Project. Wikipedia. 2018.

[9] Zeng BJ. On the holographic model of human body. In: 1st national conference of comparative studies traditional Chinese medicine and west medicine, medicine and philosophy, 1992.

[10] Kamada T. System biomedicine: a new paradigm in bio-medical engineering. Jpn J Med Electron Biol Eng. 1991; 29(Supplement): 1-1.

[11] National Research Council Committee on a New Biology for the 21st Century: Ensuring the United States Leads the Coming Biology R. The National Academies Collection: Reports funded by National Institutes of Health. A new biology for the 21st century: ensuring the United States leads the coming biology revolution. Washington, DC: National Academies Press (US)National Academy of Sciences; 2009.

[12] National Research Council Committee on AFfDaNToD. The National Academies Collection: Reports funded by National Institutes of Health. Toward precision medicine: building a knowledge network for biomedical research and a new taxonomy of disease. Washington, DC: National Academies Press (US)National Academy of Sciences; 2011.

[13] Schadt EE, Linderman MD, Sorenson J, et al. Computational solutions to large-scale data management and analysis. Nat Rev Genet. 2010; 11(9): 647-657. https://doi.org/10.1038/nrg2857. [published Online First: 2010/08/19].

[14] Flores M, Glusman G, Brogaard K, et al. P4 medicine: how systems medicine will transform the healthcare sector and society. Per Med. 2013; 10(6): 565-576. https://doi.org/10.2217/pme.13.57.

[15] Sagner M, McNeil A, Puska P, et al. The P4 health spectrum- a predictive, preventive, personalized and participatory continuum for promoting healthspan. Prog Cardiovasc Dis. 2017; 59(5): 506-5521. https://doi.org/10.1016/j.pcad.2016.08.002. [published Online First: 2016/08/23].

[16] Bengoechea JA. Infection systems biology: from reactive to proactive (P4) medicine. Int Microbiol. 2012; 15(2): 55-60. https://doi.org/10.2436/20.1501.01.158. [published Online First: 2012/08/01].

[17] Tian Q, Price ND, Hood L. Systems cancer medicine: towards realization of predictive, preventive, personalized and participatory (P4) medicine. J Intern Med. 2012; 271(2): 111-121. https://doi.org/10.1111/j.1365-2796.2011.02498.x. [published Online First: 2011/12/07].

[18] Lu M, Zhan X. The crucial role of multiomic approach in cancer research and clinically relevant outcomes. EPMA J. 2018; 9(1): 77-102. https://doi.org/10.1007/s13167-018-0128-8. [published Online First: 2018/03/09].

[19] Fox S, Duggan M. Health online 2013. Washington, DC: Pew Internet & American Life Project; 2013. p. 1.

[20] Picton G. Study shows promise in automated reasoning, hypothesis generation over complete medical literature 2018. Available from: https://www.bcm.edu/news/research/automated-reasoning-hypothesis-generation.

[21] Watts D, Newman M, Barabási, A. The structure and dynamics of networks Princeton studies in complexity Mathematics-Applied (Paperback and eBook). 2006.

[22] Yan Q. Translational bioinformatics and systems biology methods for personalized medicine. 1st ed: PharmTao, Santa Clara, CA, USA; 2018.

[23] Iris F. Biological modeling in the discovery and validation of cognitive dysfunctions biomarkers. In: Turck C, editor.

Biomarkers for psychiatric disorders. Boston: Springer; 2008.

[24] Dodd MJ, Miaskowski C, Lee KA. Occurrence of symptom clusters. JNCI Monogr. 2018; 2004(32): 76-78. https://doi.org/ 10.1093/ jncimonographs/lgh008.

[25] R. C. Partage de données biomédicales : modèles, sémantique et qualité. BioInformatique. Biologie Systémique. Université Pierre et Marie Curie-Paris VI: Université Pierre et Marie Curie-Paris VI.

[26] Fishbain D, Gao JR, Lewis J, et al. Examination of symptom clusters in acute and chronic pain patients. Pain Physician. 2014; 17(3): E349-E357. [published Online First: 2014/05/23].

[27] Garcia-Olmos L, Salvador CH, Alberquilla A, et al. Comorbidity patterns in patients with chronic diseases in general practice. PLoS One. 2012; 7(2): e32141. https://doi.org/10.1371/journal.pone.0032141. [published Online First: 2012/02/24].

[28] Cho DY, Kim YA, Przytycka TM. Chapter 5: Network biology approach to complex diseases. PLoS Comput Biol. 2012; 8(12): e1002820. https://doi.org/10.1371/journal.pcbi.1002820. [published Online First: 2013/01/10].

[29] Suderman M, Hallett M. Tools for visually exploring biological networks. Bioinformatics.2007; 23(20): 2651-2659.https://doi.org/ 10.1093/bioinformatics/btm401. [published Online First: 2007/08/28].

[30] Diaz-Beltran L, Cano C, Wall DP, et al. Systems biology as a comparative approach to understand complex gene expression in neurological diseases. Behav Sci (Basel). 2013; 3: 253-272.

[31] Strimbu K, Tavel JA. What are biomarkers? Curr Opin HIV AIDS. 2010; 5(6): 463-6. https://doi.org/10.1097/ COH.0b013e32833 ed177. [published Online First: 2010/10/28].

[32] Wehling M. Translational medicine: science or wishful thinking? J Transl Med England. 2008; 6: 31.

[33] Yan Q. Toward the integration of personalized and systems medicine: challenges, opportunities and approaches. 2010 Pers Med. 2011; 8(1): 1-4. https://doi.org/10.2217/pme.10.77.

[34] Collins FS, Varmus H. A new initiative on precision medicine. N Engl J Med. 2015; 372(9): 793-795.

[35] Durako AR, Mishkel G. Creating the virtual cardiac surgical home: implementation of an app based enhanced recovery after surgery platform to improve outcomes and patient engagement. J Am Coll Cardiol. 2018; 71(11): A2121.

[36] Satagopam V, Gu W, Eifes S, et al. Integration and visualization of translational medicine data for better understanding of human diseases. Big Data. 2016; 4(2): 97-108. https://doi.org/10.1089/big.2015.0057. [published Online First: 2016/07/22].

[37] Bui AAT, Van Horn JD. Envisioning the future of 'big data' biomedicine. J Biomed Inform. 2017; 69: 115-117. https://doi.org/ 10.1016/j.jbi.2017.03.017.

[38] Inria. OrphaMine-Plateforme de fouille de données pour les maladies rares - Inria. 2018.

[39] Manos D. Rocking the baseline: Verily, Duke, and stanford aim to make medicine more predictive with a new baseline study. Clinical OMICs. 2017; 4(3): 3-4.

[40] Wray NR, et al. Common disease is more complex than implied by the core gene omnigenic model. Cell. 2018; 173(7): 1573-1580.

[41] Philippi S, Köhler J. Addressing the problems with life-science databases for traditional uses and systems biology. Nat Rev Genet. 2006; 7(6): 482. https://doi.org/10.1038/nrg1872.

[42] Vogt H, Hofmann B, Getz L. The new holism: P4 systems medicine and the medicalization of health and life itself. Med Health Care Philos. 2016; 19(2): 307-323. https://doi.org/10.1007/s11019-016-9683-8. [published Online First: 2016/01/29].

第6章　精准医疗中的生物标记：组学时代

自基因组学出现以来，“-组学”后缀已被添加到许多领域的名称中，用来指代大规模的生物标记研究工作。组学数据分析不仅可以识别代表病理学的新生物标记，还可以提出新的治疗靶点以开发出更有效的药物。

确定预后和诊断的有效生物标记一直被认为是近年来最大的挑战之一。它促成了生物医学知识和临床之间的跨学科合作。然而，疾病的复杂性和异质性使得发现和验证有效的生物标记非常困难。为了使生物标记的解释在临床中有用和适用，有必要确保所采用的方法从其检测到其扩散普及的可靠性。新生物标记的鉴定经历了不同阶段[1]：

（1）发现。

（2）标准化。

（3）鉴定。

（4）优化临床试验。

（5）临床确认。

（6）扩散普及。

6.1　基因组学

在遗传研究中发展起来的计算机方法使建立一个大型数据库成为可能，这个数据库试图收集和绘制 DNA-蛋白质相互作用领域的所有发现。与高通量测序技术相关的广谱染色质免疫沉淀（ChIP）[2]方法已允许快速 DNA 测序。因此，基因型-表型相关性已被识别，目前构成的数据库被频繁用于基因组学研究或其他类型“组学”的研究（自基因组学问世以来，“-组学”后缀已被添加到许多领域的名称中，用于大规模或全基因组研究）。

获得的所有数据和结果均可在专门用于综合临床医学的各种数据库中查阅（表 6.1）。

在罕见疾病的背景下，人类孟德尔遗传数据库（OMIM），列出了相关的人类基因和表型，已经有超过 8000 种表型，其中约 6000 个与遗传性疾病有关的分子碱基已被鉴定，并且有接近 4000 个已知相关基因[3]。

表 6.1 计算机数据库

数据库	内容
基因组学	
ArrayExpress	基因组学序列
BLAST	相似的基因组学序列
Gene Expression Omnibus	基因组学公共功能数据库
CLUSTAL	基因组学序列
The 1000 Genomes Project	基因组学公共功能数据库
exPASy	提供对科学数据库和软件工具的访问
代谢组学	
The Human Metabolome DataBase	小分子代谢物数据库
IntAct	分子相互作用数据库
isoMETLIN	小分子代谢物数据库
Cytoscape	分子相互作用网络与生物学途径
表型组学	
dbSNP	遗传多态性公共领域档案
The Human Variome Project	人类遗传变异影响人类健康数据库
Human Phenotype Ontology	基因型-表型关联数据库的公共功能
Ensembl	变异效应预测因子
蛋白质组学	
UniProt（2004）	蛋白质序列和功能信息（Swiss-Prot/TrEMBL/PIR-PSD 集成数据库）
Swiss-Prot	蛋白质序列（540 000 注释和审查）
TrEMBL	蛋白质序列（5000 万个注释和未评审）
RefSeq	DNA/RNA/蛋白质序列（病毒、古细菌、细菌和真核生物）
Cancer Proteomics DataBase	蛋白质组学
Human Protein Atlas	人类蛋白质组的空间分布
The Protein Data Bank （PDB）	关于 3D 结构蛋白、核酸和代谢物的工具
miRNA 数据库	
miRBase[28]	miRNA 序列（avec 注释）
miRGate[29]	人、小鼠和大鼠 miRNA/mRNA 靶标数据库
miRTarBase[30]	miR-靶标相互作用（通过实验方法验证，尤其是在微网络中）
miRDB[31]	miRNA 靶标预测（多个物种）

在过去的 30 年里，确定某个基因在 23 条人类染色体上定位功能的基因组绘图工作已经开始。这种绘图基于基因影响表型显性或隐性的概率，以及它相对于其他基因的位置。事实上，普遍认为基因与相关的核苷酸序列密切相关。在最早使用的技术中，称为“限制性片段长度多态性”（RFLP）已改变了基因遗传的绘图方法。这种使用凝胶电泳和 DNA 探针的技术发起了一场旨在识别如亨廷顿病[4]和杜氏肌营养不良（进行性肌营养不良）[5]等疾病有关基因的竞赛。

第一部参考图谱发表于 1987 年[6]，其囊括有超过 1000 万个核苷酸的 RFLP 标记。该绘图代表了数据库的开始。然后出现了更复杂的方法，基于物理图谱和对克隆的寻找，在那里 DNA 被片段化和克隆，接下来是经典的测序方法，允许生物学家阅读短片段，然后通过生物信息学将它们连接在一起，从而获得 DNA 分子的重组。

今天，所有的研究都围绕着备份数据库的构成进行了收集，该数据库提供了人类表型的一般视图。这是全基因组关联分析（GWAS），通过基因测序和计算方法的先进技术实现，其目标之一是快速检测表型。如今，已经发表了 1000 多个 GWAS，鉴定出 4000 多个与 500 种表型或病理性状相关的基因位点（图 6.1）[7]。

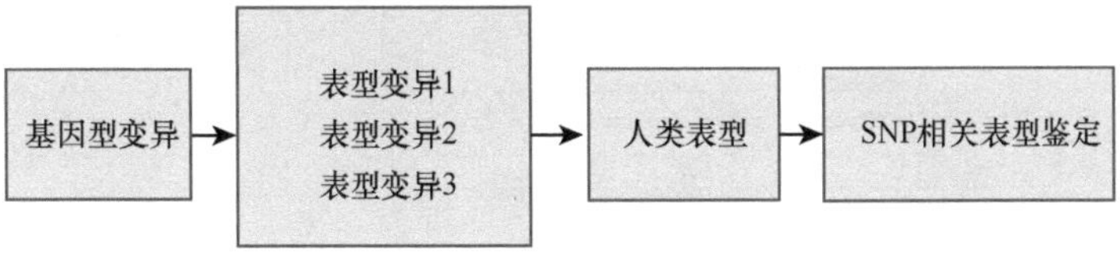

图 6.1　GWAS 方法

此外，Hebbring 等开展的研究[8]引发了对基于表型方法的关注。该方法利用电子健康记录（EHR）中的现有健康数据（包括体征、症状或表型表现），成功地将单一表型特征背后的不同基因突变联系起来。基于此，他们进一步发展了“全表型关联研究”（PheWAS），作为一种连接基因型与表型的研究手段。这一方法使得人类基因组的单体型图谱绘制成为可能，该图谱被称为“HapMap”，它展示了位于同一条染色体上且通常一起遗传的不同位点的等位基因组合。GWAS 方法通过分析与鉴定疾病相关的所有单核苷酸多态性（SNP），将超过 3800 万个多态性变异集中在一个包含 10 万个核基因的数据库中。

这些数据库在分析表型表现或确定病理患病率方面尤其相关。

开发了开源数据库（公开可用的计算机许可证）以促进交流和协同工作，如医学系统命名法[9]、Ontobee[10]或人类表型术语集（HPO）[11]和疾病数据库[12]，所有这些数据库均符合 1996 年美国国会批准的《健康保险可携性和责任法案》（HIPAA：health insurance portability and accountability act）健康数据处理和交换标准[13]。这些数据库还符合便于诊断《国际疾病分类（第 10 版）》（ICD-10）的编程数据库的技术标准。

建立数据库技术标准促进国际合作。在整合过程中对基因组数据库完整性的需求可以将其用于日常诊所专用的实际案例中。这种规模的工具是促进生物医学研究的坚实数据库，但必须在一定程度上进行重组和定向，以服务于医师的临床管理。

以人类表型术语集数据库为例，它的作用是帮助诊断。该数据库使得通过词汇识别的方法将遗传数据与表型元素相互关联成为可能（图 6.2）。

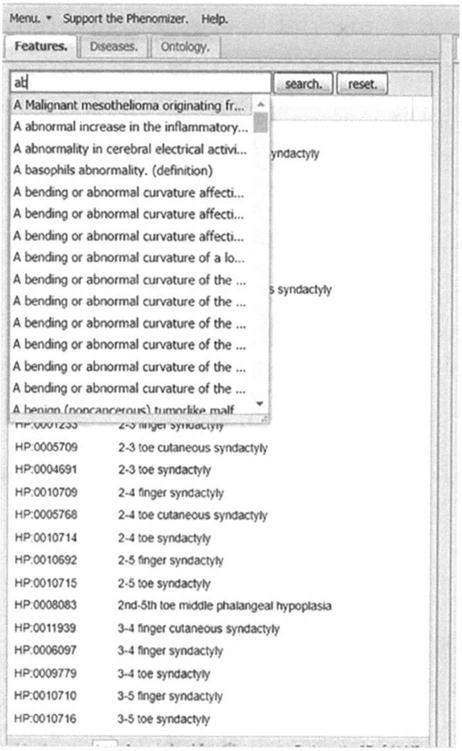

图 6.2　HPO 词汇识别工具

6.2　蛋白质组学

蛋白质是基因表达的产物，通过其活性表达细胞的功能和动态。研究蛋白质从合成到功能的数量变化，可以非常精确地推断细胞稳态。蛋白质组学水平，结合代谢组学水平，是一个非常动态的参数。因此，研究代表各种细胞活动[14]和功能障碍的蛋白质生物标记是很有趣的，如杜氏病[15]的神经肌肉变性。

癌症的筛查和管理也受益于蛋白质组学生物标记的研究，特别是通过个性化方式[16]早期给予局部晚期癌症药物佐剂。事实上，癌变表现与被称作细胞因子的炎性蛋白的合成途径密切相关。

将生物信息学与临床结合起来，通过新的测序技术分析多肽片段的合成率，似乎是未来在横向医学上的利器。迄今为止，旨在将生物信息学与医学研究联系起来的实验方法，已鉴定出 254 个蛋白质翻译异常[17, 18]（由蛋白质的空间聚集异常引起）可能涉及病理学表现。25 种蛋白质合成在疾病的特异性识别中具有潜在的生物标记作用。

因此，蛋白质组学（对给定组织或细胞群表达的蛋白质组合及其根据生理或病理状态的变异进行详尽分析）处于全面扩展中；许多实验室都可以使用它，特别是通过质谱的开发和现代化。结合基因组学和代谢组学的研究，它展示了生物信息学和临床实践之间未来的联系：无论是在疾病进展的实时分析中的生物标记的识别，还是在药物治疗的评价中[19]。如今，一些数据库和软件（表 6.1 和表 6.2）根据正相和反相标准作为参考，通过微阵列制备技术收集大量质谱实验数据[20]。

蛋白质组学的公共参考数据库是 PRIDE（蛋白质组学鉴定——http://www.ebi.ac.uk/pride）。PRIDE 收集并标准化来自不同物种、不同组织和不同细胞类型的所有蛋白质组学数据。将 4.2 万种蛋白、27 万种蛋白质序列和 1 亿个累积的光谱数据中的每一种进行标准化，然后归档[21]（表 6.2）。

表 6.2　蛋白质组学软件

软件	使用	参考
Mascot[22]	光谱匹配肽搜索引擎	http://www.matrixscience.com
SEQUEST[23]	蛋白质鉴别/通过 SEQUEST 质谱法鉴别的蛋白质数据库中的肽偶联	https://omictools.com/sequest-tool
PLGS（ProteinLynx Global Server）	允许对蛋白质进行定性和定量分析，用于蛋白质组学研究。允许应用统计过滤器以最小化误报率	https://www.waters.com/waters/fr_FR/ProteinLynx-Global-SERVER-(PLGS)/nav.htm?cid=513821&locale=fr_FR
PEAKS[24]	由于氨基酸序列的分析，可在无数据库的情况下鉴别新的肽	http://www.bioinfor.com/

所有这些数据库和软件都非常广泛地用于大量蛋白质的鉴定和分析，但我们可以更进一步应用：我们现在可以通过这些数据对蛋白质-蛋白质相互作用和翻译后修饰的分析来了解蛋白质的环境。的确，通过定性和定量地鉴定蛋白质，研究人员能够探索除生物系统变异之外的更广泛的蛋白质表达谱。此外，解释这些数据时，仍然需要特殊的预防措施，因为分析数据敏感性的同时，也限制了统计误差[25]。理解和解释内部和外部蛋白质相互作用需要引入一个标准或一个适应研究目的的标准化。无论在蛋白质合成途径分析，蛋白质相互作用分析或翻译后修饰中，都必须应用标准。在 2009 年，Riffle 和 Eng[26]通过建立公共数据库促进了蛋白质组数据的传播。这种方法使得建立质谱研究数据的存储、交换和共享以及蛋白质翻译后功能鉴定所必需的生物信息学标准成为可能。

6.3　miRNA 生物标记（转录组学）

除了之前描述的蛋白质组学研究，对 microRNA（miRNA）作为潜在的生物标记的识别正在加强。新的测序方法（RNA 测序或 RNA-Seq）可以对 RNA 序列进行非常精确的探索，并绘制出转录组复合物的图谱，后者是细胞活动的反映。它允许发现许多非编码 RNA 序列如 miRNA、siRNA（短干扰 RNA），piRNA（piwi-相互作用 RNA）和参与表观遗传机制的 lncRNA（长非编码 RNA）。已知这些

RNA 序列是非编码的，并在转录和转录后阶段干预基因表达的调控。miRNA、siRNA 和 piRNA 等非编码 RNA 序列似乎在 DNA 的压缩状态，特别是在异染色质的形成过程中发挥了特定的作用，这是有可能的，这得益于组蛋白，但也包括 DNA 链的甲基化和被称为沉默的抑制基因序列。长 RNA 序列（>200 个核苷酸）也可以影响特定基因组位置的基因表达。对 miRNA 的研究特别有助于人们更好地理解糖尿病或癌症背后的遗传机制[27]。除了前面提到的不同的生物标记潜力，现在有数据库专门用于 miRNA 的研究（表 6.1）。

一个很好的应用是肌肉骨骼病理的诊断。2013 年，一种与营养不良蛋白相关的 miRNA 的发现使得了解杜氏肌营养不良症的进化成为可能[32]。miRNA 是肌肉骨骼组织生理病理分析极好的生物标记，它们可以鉴定许多病理。事实上，营养不良相关的 miRNA（dystromiR）使描述肌肉病理学的进展成为可能。像肌细胞生成素分子的转录因子肌源性 miR-206 一样，当肌肉组织实验性降解时，dystromiR 的浓度增加。

在表 6.3 中，我们展示了一些来自生物标记和系统医学（BSM）网站上作为生物标记的相关的 miRNA[42]。

表 6.3　miRNA 生物标记示例

miRNA 生物标记	相关疾病	参考
miR-494、miR-1973、miR-21	霍奇金淋巴瘤的分类	Jones et al.[33]
Keratine-18、miR-122	药物性肝损伤的评价	Thulin et al.[34]
miR-31、miR-206、miR-424、miR-146a	炎症性肠病	Lin et al.[35]
miR-21、miR-106b、miR-17、miR-18、miR-20a	胃癌	Wang et al.[36]
miR-200et、miR-100	卵巢上皮癌	Chen et al.[37]
miR-17、miR-18a、miR-20a	视网膜母细胞瘤	Beta et al.[38]
miR-618、miR-650	丙型病毒性肝炎伴相关肝癌	Abdalla and Haj-Ahmad[39]
miR-1254、miR574-5p	大细胞肺癌	Foss et al.[40]
miR-519d、miR-647	前列腺癌	Long et al.[41]

通过 BSM 数据库，我们可以看到 miRNA 的相关解读使得提供预后或诊断成为可能。miRNA 在一个网络中共同进化，一些 miRNA 作为不同病理的生物标记参与其中，如 miR-21 存在于胃癌或霍奇金淋巴瘤中。

6.4　生物周期节律的生物标记

其他生物标记在生理病理学中特别有用，特别是鉴定其随时间的演变。其中包括其数量随生物周期的节律而变化的分子（表 6.4）。生物常数可以通过生物体的节律来进化：年节律、两年节律、季节节律、月节律，甚至昼夜节律和超日节律。

大多数内源性生物变异是由于昼夜节律，使得有可能确保细胞机制所必需的基本分子的控制、合成、更新和降解。

表 6.4 昼夜节律生物标记

昼夜节律生物标记	变异	疾病	参考
褪黑素	减少	双相情感障碍	Milhiet et al.[43]
神经元 PAS 结构域蛋白-2（NPAS2）	表达增加	乳腺癌	Yi et al.[44]
周期昼夜节律蛋白同源物 3 蛋白（PER3）	减少	乳腺癌	Zhu et al.[45]
体表温度变化	失调	癌症	Scully et al.[46]
唾液褪黑素、每日皮质醇水平	减少	代谢综合征	Corbalan-Tutau et al.[47]
细胞因子、皮质醇和炎性标志物（TNF、VCAM）	增加	多发性硬化	Wipfler et al.[48]

鉴定反映组织日变化的生物标记是生物学研究中的一个问题，旨在对正常生物老化或病理生理机制过程中的身体自然趋势进行分类。

分子以生物钟的速度进化，可以识别上游的病理生理现象，如乳腺癌或精神疾病。这些分子与激素机制密切相关[49]。

6.5 异常的生物标记

近年来，微生物群、消化道和大脑之间的紧密联系已经凸显。这一环节无疑是今后几年生物医学研究的主要探索方向[50]。

这一联系构成了内分泌、自主神经、免疫和代谢机制的基础。这种生理学的结合使得通过化学反应来保护身体的营养途径成为可能，从而保证外环境中身体的内稳态[51]。新的研究已经确定了下腰痛的生物标记。下腰痛是致残的主要原因，由多种脊柱疾患引起，包括椎间盘退变、椎间盘突出、椎管狭窄和小关节炎等。这些新的生物标记的发现对于理解日常疼痛至关重要。

参考文献

[1] Markman BT. Biomarkers for go/no go decisions. In: Lenz H-J, editor. Biomarkers in oncology-prediction and prognosis. New York: Springer; 2013.

[2] Johnson DS, et al. Genome-wide mapping of in vivo protein-DNA interactions. Science. 2007; 316(5830): 1497-1502.

[3] Online Mendelian Inheritance in Man (OMIM). 2018. Copyright® 1966-2018 Johns Hopkins University.

[4] Guigo R, et al. Prediction of gene structure. J Mol Biol. 1992; 226(1): 141-157.

[5] Davies KE, et al. Linkage analysis of two cloned DNA sequences flanking the Duchenne muscular dystrophy locus on the short arm of the human X chromosome. Nucleic Acids Res. 1983; 11(8): 2303-2312.

[6] Donis-Keller H, et al. A genetic linkage map of the human genome. Cell. 1987; 51(2): 319-337.

[7] Catalog of published genome-wide association studies. 2018. Available from: https://www.genome.gov/26525384/

catalog- of-published-genomewide-association-studies/.

[8] Hebbring SJ. The challenges, advantages and future of phenome-wide association studies. Immunology. 2014; 141(2): 157-165.

[9] SNOMED CT. http: //www.snomed.com. 2018.

[10] Ontobee. 2018. Available from: http: //www.ontobee.org/.

[11] Human phenotype ontology. 2018. Available from: http: //human-phenotype-ontology.github.io.

[12] Diseases database ver 2.0; Medical lists and links diseases database. 2018. Available from: http: //www. diseasesdatabase.com/.

[13] HIPAA administrative simplification. American Medical Association. 2018.

[14] Pitteri S, Hanash S. A systems approach to the proteomic identification of novel cancer biomarkers - IOS Press. Dis Mark. 2010; 28(4).

[15] Hathout Y, et al. Clinical utility of serum biomarkers in Duchenne muscular dystrophy. Clin Proteomics. 2016; 13: 9.

[16] Pellegrini P, et al. Gender-specific cytokine pathways, targets, and biomarkers for the switch from health to adenoma and colorectal cancer. Clin Dev Immunol. 2011; 2011: 819724.

[17] Huang Y, Zhu H. Protein array-based approaches for biomarker discovery in cancer. Genom Proteom Bioinform. 2017; 15(2): 73-81.

[18] Tu S, et al. Protein microarrays for studies of drug mechanisms and biomarker discovery in the era of systems biology. Curr Pharm Des. 2014; 20(1): 49-55.

[19] Yan Q. Translational bioinformatics and systems biology methods for personalized medicine. 1st Ed. Published: 20th April 2017 Academic Press eBook. ISBN: 9780128043882.

[20] Chandra H, Reddy PJ, Srivastava S. Protein microarrays and novel detection platforms. Expert Rev Proteomics. 2011; 8(1): 61-79.

[21] Perez-Riverol Y, et al. Making proteomics data accessible and reusable: current state of proteomics databases and repositories. Proteomics. 2015; 15(5-6): 930-949.

[22] Koenig T, et al. Robust prediction of the MASCOT score for an improved quality assessment in mass spectrometric proteomics. J Proteome Res. 2008; 7(9): 3708-3717.

[23] Diament BJ, Noble WS. Faster SEQUEST searching for peptide identification from tandem mass spectra. 2011.

[24] Ma B, et al. PEAKS: powerful software for peptide de novo sequencing by tandem mass spectrometry. Rapid Commun Mass Spectrom. 2003; 17(20): 2337-2342.

[25] Listgarten J, Emili A. Statistical and computational methods for comparative proteomic profiling using liquid chromatography- tandem mass spectrometry. Mol Cell Proteomics. 2005; 4(4): 419-434.

[26] Riffle M, Eng JK. Proteomics data repositories. Proteomics. 2009; 9(20): 4653-4663.

[27] Pescador N, et al. Serum circulating microRNA profiling for identification of potential type 2 diabetes and obesity biomarkers. PLoS One. 2013; 8(10): e77251.

[28] Kozomara A, Griffiths-Jones S. miRBase: annotating high confidence microRNAs using deep sequencing data. Nucleic Acids Res. 2014; 42: D68-D73.

[29] Andres-Leon E, et al. miRGate: a curated database of human, mouse and rat miRNA-mRNA targets. Database (Oxford). 2015; 2015: bav035.

[30] Chou CH, et al. miRTarBase 2016: updates to the experimentally validated miRNA-target interactions database. Nucleic Acids Res. 2016; 44(D1): D239-D247.

[31] Wong N, Wang X. miRDB: an online resource for microRNA target prediction and functional annotations. Nucleic Acids Res. 2015; 43(Database issue): D146-D152.

[32] Roberts TC, et al. Extracellular microRNAs are dynamic non-vesicular biomarkers of muscle turnover. Nucleic Acids Res. 2013; 41: 9500-9513.

[33] Jones K, et al. Plasma microRNA are disease response biomarkers in classical Hodgkin lymphoma. Clin Cancer Res. 2014; 20(1): 253-264.

[34] Thulin P, et al. Keratin-18 and microRNA-122 complement alanine aminotransferase as novel safety biomarkers for drug-induced liver injury in two human cohorts. Liver Int. 2014; 34(3): 367-378.

[35] Lin J, et al. Novel specific microRNA biomarkers in idiopathic inflammatory bowel disease unrelated to disease activity. Mod Pathol. 2014; 27(4): 602-608.

[36] Wang JL, et al. Candidate microRNA biomarkers in human gastric cancer: a systematic review and validation study. PLoS One. 2013; 8(9): e73683.

[37] Chen Y, Zhang L, Hao Q. Candidate microRNA biomarkers in human epithelial ovarian cancer: systematic review profiling studies and experimental validation. Cancer Cell Int. 2013; 13: 86.

[38] Beta M, et al. Identification and insilico analysis of retinoblastoma serum microRNA profile and gene targets towards prediction of novel serum biomarkers. Bioinform Biol Insights. 2013; 7: 21-34.

[39] Abdalla MA, Haj-Ahmad Y. Promising candidate urinary microRNA biomarkers for the early detection of hepatocellular carcinoma among high-risk hepatitis C virus Egyptian patients. J Cancer. 2012; 3: 19-31.

[40] Foss KM, et al. miR-1254 and miR-574-5p: serum-based microRNA biomarkers for earlystage non-small cell lung cancer. J Thorac Oncol. 2011; 6(3): 482-488.

[41] Long Q, et al. Protein-coding and microRNA biomarkers of recurrence of prostate cancer following radical prostatectomy. Am J Pathol. 2011; 179(1): 46-54.

[42] BSM. Biomarkers and systems medicine. 2017. Available from: http://pharmtao.com/health/category/ systems-medicine/biomarkers-systems-medicine.

[43] Milhiet V, et al. Circadian biomarkers, circadian genes and bipolar disorders. J Physiol Paris. 2011; 105(4-6): 183-189.

[44] Yi C, et al. The circadian gene NPAS2 is a novel prognostic biomarker for breast cancer. Breast Cancer Res Treat. 2010; 120(3): 663-669.

[45] Zhu Y, et al. Period3 structural variation: a circadian biomarker associated with breast cancer in young women. Cancer Epidemiol Biomark Prev. 2005; 14(1): 268-270.

[46] Scully CG, et al. Skin surface temperature rhythms as potential circadian biomarkers for personalized chronotherapeutics in cancer patients. Interface Focus. 2011; 1: 48-60.

[47] Corbalan-Tutau D, et al. Daily profile in two circadian markers “melatonin and cortisol” and associations with metabolic syndrome components. Physiol Behav. 2014; 123: 231-235.

[48] Wipfler P, et al. Circadian rhythmicity of inflammatory serum parameters: a neglected issue in the search of biomarkers in multiple sclerosis. J Neurol. 2013; 260(1): 221-227.

[49] Rattan S. Hormones in ageing and longevity. Springer; 2018.

[50] Sherwin E, et al. May the force be with you: the light and dark sides of the microbiota-gutbrain axis in neuropsychiatry. CNS Drugs. 2016; 30(11): 1019-1041.

[51] Sandhu KV, et al. Feeding the microbiota-gut-brain axis: diet, microbiome, and neuropsychiatry. Transl Res. 2017; 179: 223-244.

第 7 章　信息化时代的再生医学

再生医学指通过替代、改造或再生人体细胞、组织或器官，以恢复或建立正常功能的过程[1]。信息技术（IT）的发展使这一研究领域取得巨大进步，包括基因编译、信号转换算法、3D 生物打印和抗衰老医学。因此，干细胞治疗、基因治疗、脑机接口和 3D 器官打印等再生医学的各个方面都在迅速发展。

7.1　干细胞治疗

身体的大多数组织都有从损伤或者疾病进展中恢复的能力。然而，这种自我修复的能力可能无法修复组织损伤。干细胞具有无限的细胞分裂潜能，可转化为其他类型的细胞，近年来已成为再生医学的细胞主要来源。干细胞治疗原则已经在日常医疗中得到应用：骨髓移植被用于治疗某种白血病和淋巴瘤已有 10 余年。如今，随着基因编译和组织工程技术的进步，针对个体应用，已实现干细胞体外重塑三维组织结构[2]。

因此，利用干细胞的修复能力在再生医学方面取得了成功，特别是在肌肉和心脏组织方面[3,4]。在糖尿病[5]、视网膜病变[6]、肝衰竭[7]、脊髓损伤[8]、狼疮[9]等疾病的治疗中也显示出良好的前景。其目的是部分或完全修复细胞元素及其回路。

胚胎干细胞（ESC）可以分化成任何类型的细胞，代表身体的 3 个胚层，是最具前景的再生医学来源之一[2]。ESC 在本质上是多能干细胞，可以分化为任何一种人体组织。内源性多潜能因子的异位表达或功能恢复表观遗传学将终末分化细胞转化为类细胞，称为诱导多能干细胞（iPSC）[10]。2017 年，一名日本男子成为第一个接受黄斑变性细胞重编码治疗的人[6,11]。

干细胞可分为胚胎干细胞（ESC）、多能干细胞（iPSC）、组织特异性母细胞（TSPSC）、间充质干细胞（MSC）、脐带干细胞（UCSC）和骨髓干细胞（BMSC）。伦理问题限制了 ESC 的应用，TSPSC、MSC、UCSC、BMSC 常被作为替代[2]。

7.2　基因治疗

基因治疗是通过载体将用于治疗目的的基因传递到生物体的细胞中，充当载体的通常是病毒。在未来，这项技术可以将基因植入靶细胞来治疗疾病，替代药物或手术治疗。

基因治疗可分为两类：

◆ 生殖系基因治疗（GGT）：通过转移将治疗基因引入非常早期的胚胎，甚至是单细胞胚胎中。该基因被传递到所有体细胞中，包括生殖细胞，因此可遗传给后代。由于技术和道德伦理问题，目前只应用于动物身上，如人类疾病的动物模型或具有生物活性的动物产品。由于对未来风险认识不足，澳大利亚、加拿大、法国、德国、以色列、瑞士和荷兰已禁止将 GGT 应用于人类，包括胚胎分类、优生学。

◆ 体细胞基因治疗：通过转移将治疗基因引入已形成的生物体的体细胞中，而不改变其遗传性。目前存在以下几种体细胞基因治疗方法。

· 用健康基因副本替换导致疾病的突变基因，如治疗 X 染色体相关免疫缺陷[12]和肾上腺脑白质营养不良[13]。这些疾病更适应基因治疗，因为（造血）干细胞群容易提取，而这些干细胞群的单个基因可在体外转导，并在活体内复制。

· 失活或“切除”异常突变基因。

· 将一种新的基因导入身体，治疗疾病，这对于多基因疾病、神经退行性疾病、某些类型的癌症，甚至某些病毒感染，是一种很有前景的治疗方法。

全球正在进行 700 多项利用体细胞基因治疗的临床试验。目前还不能完全纠正一种遗传病或替换多个基因。只有少部分试验已经进入后期研究阶段[14]。近 10 年，进行了大量动物模型验证后，在不同领域的 I / II 期基因治疗临床试验取得了成功：血液系统（免疫缺陷、血红蛋白病）、肌肉（杜氏肌营养不良）、脑（溶酶体病、肾上腺脑白质营养不良）等[12,13,15]。

7.2.1　基因编码和 CRISPR/Cas9 技术

基因组校正技术包括基因工程技术，是利用人工修饰核酸酶（所谓的分子剪）插入、替换基因组中一个或多个 DNA 片段。

在基因工程中已开发出 4 种修饰核酸酶家族：

· 锌指核酸酶（ZFN）。

· 转录激活因子样效应物核酸酶（TALEN）

· 广谱核酸酶通过基因工程来识别和定位特定的基因组序列。

· 成簇规律间隔短回文重复（clustered regulatory interspaced short palindromic repeat，CRISPR）/Cas 系统，可能是迄今最有前途的技术。

CRISPR 是一系列短的（21～37bp）、直接重复、间隔为 20～40bp 的独特序列，存在于许多细菌和几乎所有古生菌中，在适应免疫系统识别和病毒损伤防御中更具有应用价值。Cas9 是一种 RNA 引导的 DNA 核酸酶。Cas9 切割 DNA 的位置取决于由 crRNA 和 tracrRNA 组成的导向 RNA。一旦分子剪在 DNA 中切割出一个缺口，细胞自身强大的自然修复机制就会修复这个缺口，这个过程可以破坏或删除致病基因，或者添加所需的 DNA 作为模板纠正该基因。

CRISPR/Cas9 系统是由研究人员艾曼纽埃尔 • 查彭蒂尔（Emmanuelle Charpentier）和詹妮弗 • 杜德纳（Jennifer Doudna）研发的，自 2010 年以来，它已成为一种革命性的基因工程工具，能够更轻松、更精确地修改 DNA 序列。该技术最终有利于消除某些疾病，但应用于遗传细胞时，对优生学和环境影响也提出了医学和环境伦理学方面的风险问题。

7.3 基因工程在神经退行性疾病中的运用

尽管现在科学界普遍承认成人大脑中存在神经生发现象，但长期以来一直很难反驳成人大脑中不能产生新神经元的说法。对神经生发机制及其分子过程的阐明，直到最近才通过基于实验室的技术进步而得以实现[16]。

事实上，干细胞/祖细胞可以从神经发生区域分离出来，然后再移植到神经发生环境中，在那里它们有能力分化成成年大鼠的神经元[17,18]。有证据表明，移植的神经胶质祖细胞在脱髓鞘疾病的小鼠模型中能实现功能整合[19]。源于大脑神经发生区域的成年神经祖细胞移植、婴儿出生后神经元谱系移植效果缺乏证据[20,21]。因此，将干细胞移植到大脑以评估治疗潜力的方案表明，外源性干细胞与神经发生区域细胞结合以恢复正常功能，如颞部癫痫[22]，或使用干细胞作为细胞载体以恢复正常功能，如通过尝试恢复多巴胺能的产生治疗帕金森病（PD）[23,24]。在这些研究中，尽管大多数帕金森病患者仍然存在运动障碍（一种不自主运动），但几项胎儿神经移植试验显示取得了可喜成果[25-27]，神经移植提高了帕金森病患者的运动评分。目前欧洲进行的多中心试验正试图证明胎儿细胞移植的有效性。

神经移植也曾在患有纹状体亨廷顿病（HD）的人身上进行过试验。法国对 5 例患者进行的一项试点试验显示，有 3 例患者在 2 年后出现了好转，但他们的运动和认知能力恶化并未在 6 年后停止[28]。

基因治疗用于遗传性和获得性神经退行性疾病的治疗，如溶酶体储存障碍、阿尔茨海默病（AD）、帕金森病（PD）、亨廷顿病（HD）、肌萎缩侧索硬化（ALS）、脊髓性肌萎缩（SMA）[29]。

营养因子是研究病变神经元修复和支持干细胞增殖的主要信号之一。神经营养因子是一类因子，包括神经生长因子（NGF）、脑源性神经营养因子（BDNF）和神经营养因子 3（NT3）。碱性成纤维细胞生长因子（bFGF）和血管内皮生长因子（VEGF）也是重要的促神经生成生长因子[30,31]。例如，腺相关的、病毒介导的 BDNF 单独传递可增强大鼠泌尿系祖细胞（神经母细胞）的聚集，并促进神经元分化[32,33]。

针对中枢神经系统的主要神经退行性疾病，正在开发干细胞的遗传控制技术。神经生长因子在 AD 治疗中的应用是神经营养因子基因治疗的一个很好的例子。

Ⅰ期临床试验采用自体成纤维细胞，将神经生长因子基因转导至大脑胆碱能结构，这在没有任何副作用的情况下降低了认知能力下降速度。尸检结果显示，在接受治疗的个体中，树突生长明显[34]。另一项研究中，在癫痫损伤模型的海马体中，bFGF/BDNF 病毒载体介导的表达增加了神经生发，减少了神经元损伤[35]。在脑卒中动物模型中，VEGF 基因可以增加神经生发，在梗死区聚集干细胞，并减少梗死面积[36]。在中枢神经系统体外遗传操作的一个例子中，Gu 等实验生成了表达 NT3 的干细胞，并能够将它们移植到帕金森病大鼠身上，对运动症状产生了积极的结果。

关于 PD，目前已发表了几项Ⅰ/Ⅱ期基因治疗试验，取得了一些积极的结果：广泛性焦虑症（GAD）研究，目的是将谷氨酸脱羧酶前体（参与 GABA 代谢）转移到丘脑下核[37]；CERE-120 研究旨在管理纹状体中的神经营养因子、胶质细胞源性神经营养因子（GDNF）[38]或普罗萨文的研究[39]。

7.4　脑机接口（BCI）

BCI 的诞生是为了控制“思想行动”，在患者的中央和外围神经系统功能连接已经改变的情况下，恢复其神经连接功能[40]。

在过去的 15 年里，BCI 及其中的神经假体是为了改善运动和认知神经缺陷患者的生活质量而研发的[41]。

然而，到目前为止，在没有完整底层神经网络认知情况下，这些进展还不足以重建特定的功能[42]。事实上，在白质纤维网络中，运动和认知功能可以被细分为空间上不同的基本子任务[43]；在这种前提下，直接进行电刺激，应用于低级别胶质瘤清醒手术，提供了一个意想不到的连接功能。彭菲尔德最初的工作是识别侏儒症患者的初级运动区域（M1）[44]，皮质电刺激可以精确地识别运动回路，有望构建 BCI。

因此，Hochberg 等提出了一种由 96 个通道组成的皮质微电极阵列植入初级运动区域 M1，使四肢瘫痪患者能控制机械臂[45]，尽管患者对手臂的精确控制没有达到最优状态。最后的观察结果表明，自愿移动的控制执行依赖于更高层次的神经网络[41]。

例如，我们知道 M1 的激活而没有自身运动的情况下，会对他人的运动做出反应，这是镜像神经元现象，在非人类灵长类动物和人类身上都有发现[46]。已有研究表明，这种运动皮质与自主运动分离的能力可用于控制 BCI[47]。

此外，确定“抑制性运动区”[位于前额叶皮质（补充运动区域的前部，M1 以上），与顶叶皮质相连][48]，在刺激过程中阻断运动，有助于理解大脑如何估计运动状态，并实时纠正它。这些区域似乎是 BCI 记录的其他潜在目标[42]。

最近，在恢复感官功能方面，人工耳蜗或视网膜植入物的改进也代表了 BCI

实质性进展。

此外，最近的研究表明，恢复认知功能有可能恢复。海马体的植入可使大鼠记忆得到提高[49]，灵长类动物前额皮质的植入可以保持基本的行为控制[50]。

7.4.1　体外试验模型

上述装置的实现基于了解和解码内在的神经元信号，然后将其注入，使其指向特定的目标。在基础研究方面，BCI 体外试验取得了许多进展。Bonifazi 等通过 Brain Bow 项目提出了一种“自下而上”的神经修复方法[40]：神经元的细胞培养过程使得模拟一个有限且可识别连接的电路成为可能，将此模拟电路集成到硅芯片——“神经形态”芯片中，该芯片以作者的名字命名。多个 GABA 能神经元被认定为具有自发性、同步性、集体性爆发活动（在伽马-θ 频段的振荡活动），随着神经元数量增加而升高）。揭秘该激活过程，建立计算机模型对该过程进行模拟[51]，从而有可能创建一个真正的神经假体，在不替换其组织结构的情况下修复受损神经回路功能。

Tessadori 等提出了 Hybrain 2 项目，该项目包括将海马细胞与配备了传感器的机器人结合起来。将海马细胞培养在多电极阵列上，团队成功实现了神经机器人系统的双向控制，神经元控制的机器人在障碍物上行走，并通过学习移位任务进行强化[52,53]。类似地，Brewer 等在体外具有小通道 MEA 上重建了海马回路，用于神经生长[53]。

7.4.2　计算机模型

在神经信息控制领域，学者们提出了多种仿真理论模型。计算机计算能力的提高使建模成为可能。感官刺激与神经元反应之间似乎存在着线性关系，经典模型认为，刺激神经元群是最优刺激也是最有效的刺激。当神经元群接收到多个信号时，仿真模型会变得更加复杂，更别说多个神经元层了。如果神经架构不是精确的先验知识，那与通常情况一样，就会提出闭环计算模型，这时，最优刺激被称为实时“自适应”。根据对刺激的连续响应记录，计算机可以实时优化模型以获得更强的响应。因此，计算机可以学习刺激过程并适应特定的神经元群。例如，Hanuschkin 等对感觉神经回路进行了建模，来模拟鸟类产生特定声音[54]。Skocik 和 Kozhevnikov[55]也同样提出了一种实时音频反馈系统来研究鸟类声音学习。Molkov 等模拟了局部（脑干）和远端（肺）反馈在哺乳动物呼吸控制中的作用[56]。

7.4.3　动物模型及其在人体中的应用

BCI 也被用于动物的应用研究。由于大鼠[57]和灵长类动物[58,59]运动皮质神经元的统一配准，在猴子身上连接的假肢可以被控制。再者，同时记录在猴子体内的几个皮质神经元群（初级运动皮质、前运动皮质和后顶叶），可以实时运动预测，达到对机械臂的自适应控制，这要归功于通过线性算法对神经信号的转换[60]。

在人类身上，已报道过由脑机接口（BCI）控制假肢的案例[45,61]。此外，癫痫患者的皮质电图记录使得识别-与特定动作相关的特定模式成为可能，这种模式与特定行为相关[62]。Fernandez-Vargas 等[63]研究的以闪烁光屏幕的闭环优化作为视觉诱发电位的一部分，可被闭锁综合征患者用于交流。对于患有完全性运动麻痹但认知和情绪完好无损的人来说，沟通交流仍然是不可能的，如卒中后或肌萎缩侧索硬化患者，BCI 将会是一个非常有前景的再生工具[64,65]。对于运动恢复和骨骼的潜在联系，BCI 也有很广阔的前景[66]。近 10 年，一些研究团队在海马、胸腔内假体、增强记忆方面取得了巨大的进展[67-69]。

7.5　3D 打印

3D 生物打印技术将成为人工组织和天然组织构建的桥梁[70,71]。

人类最近从再生组织合成植入物、组织移植转移到另一种人工组织方法，即使用可降解多孔材料支架与生物细胞或大分子集成来再生组织[70,72]。

目前的 3D 打印系统通过多种技术来构建物体：光聚合液晶单体、烧结粉末材料、经过加热或化学处理的材料（当它通过喷嘴时）、打印材料（如化学黏合剂）到粉末上。在打印 3D 活体组织方面，近年来的研究主要集中在研发新技术，将水凝胶与活体细胞同时沉积形成 3D 组织结构[71]。

3D 打印研究被用于不同组织[73]：

（1）血管：由哈佛大学的研究人员开发[74]。他们创造的血管系统网络使液体、营养物质和细胞生长因子能够在人造血管组织中规律运行。

（2）骨骼：华盛顿州立大学的 Susmita Bose 教授使用 3D 打印机将化学物质绑定到陶瓷粉末上，研发出复杂的陶瓷支架，可以在任何形状的骨骼上生长[75,76]。它可以用于髋关节和膝关节置换。

（3）心脏瓣膜：康奈尔大学的研究人员已经用 3D 技术打印出了一个心脏瓣膜，它和原来的瓣膜有着相同的解剖结构，目前正在大型动物身上进行测试，他用细胞和生物材料的结合来控制瓣膜的硬度[77]。

（4）耳：康奈尔大学的 L. Bonassar 使用人类耳朵的 3D 照片来创建耳模型[78]。然后，用含有悬浮在胶原蛋白中的牛软骨细胞的凝胶填充这些模型，当细胞在细胞外基质生长时，胶原蛋白将保持耳的形状。

（5）皮肤：维克森林再生医学研究所[79]及位于重庆市的陆军军医大学西南医院全军烧伤研究所[80]正在研发人造皮肤。

（6）合成器官：自 2014 年以来，Organovo 公司已经对肝脏和肾脏组织进行了生物打印。他们的下一步是打印可移植肝脏组织。生物打印的肝脏也可用于制药工业，代替动物模型来分析新药的毒性。

7.6 抗衰老医学

衰老的表型是通过身体和认知能力下降的过程来描述的，并最终导致“脆弱性”。脆弱性是一个临床概念，定义为一种生物综合征，是多个生命过程有关系统的储备能力累积下降，导致对日常压力因素的异常脆弱[81]。脆弱性伴随着与老化或炎症老化相关的全身性炎症的增加[82]。

衰老是生物信息学面临的一个现实挑战，生物信息学的目的是将正常衰老过程中的健康演变概念化。而衰老可表现为多种尺度：遗传、分子、细胞和表型。

目前，科学技术的进步，结合遗传学、蛋白质组学和临床数据来单独分析某种衰老疾病已成为可能。衰老与细胞和分子普遍存在的改变有系统的联系，这些变化是衰老的生物标志物。这些生物标志物共有 9 大类别（314 个），发表在《细胞》（*Cell*）杂志上[83]。

（1）细胞衰老。

（2）端粒磨损。

（3）线粒体功能障碍。

（4）基因组不稳定性。

（5）表观遗传改变。

（6）干细胞衰竭。

（7）细胞间通信改变。

（8）营养感知失控。

（9）蛋白质失去稳定。

衰老是生物医学研究的一个重要领域。到目前为止，由于新的数据存储技术发展，在基因组学、蛋白质组学、miRNA 等方面已有大量数据。

然而，这些数据当前并没有用于临床诊断。从衰老的整个生理过程中提取潜在生物标志物仍困难重重。已有多个数据库专门用于老年生物标志物的统计：

（1）GenAge：长寿和衰老基因数据库[84]。

（2）Gene Aging Nexus：生物学与老年病学研究数据库[85]。

（3）AgeID：衰老基因数据库[86]。

（4）MARK-Age 数据库：与衰老相关疾病的基因组学、蛋白质组学和 miRNA 数据库[87]。

参考文献

[1] Mason C, Dunnill P. A brief definition of regenerative medicine. Regen Med. 2008; 3(1): 1-5.

[2] Mahla RS. Stem cells applications in regenerative medicine and disease therapeutics. Int J Cell Biol. 2016; 2016: 1.

[3] Cerletti M, et al. Highly efficient, functional engraftment of skeletal muscle stem cells in dystrophic muscles. Cell. 2008; 134(1): 37-47.

[4] Ghodsizad A, et al. Transplanted human cord blood-derived unrestricted somatic stem cells improve left-ventricular function and prevent left-ventricular dilation and scar formation after acute myocardial infarction. Heart. 2009; 95(1): 27-35.

[5] Bruin J, et al. Treating diet-induced diabetes and obesity with human embryonic stem cellderived pancreatic progenitor cells and antidiabetic drugs. Stem Cell Rep. 2015; 4(4): 605-620.

[6] Mandai M, et al. Autologous induced stem-cell-derived retinal cells for macular degeneration. N Engl J Med. 2017; 376(11): 1038-1046. https://doi.org/10.1056/NEJMoa1608368.

[7] Cameron K, et al. Serum-free directed differentiation of human embryonic stem cells to hepatocytes. Methods Mol Biol. 2015; 1250: 105-111.

[8] Shroff G, Gupta R. Human embryonic stem cells in the treatment of patients with spinal cord injury. Ann Neurosci. 2015; 22(4): 208-216.

[9] Sun L, et al. Umbilical cord mesenchymal stem cell transplantation in severe and refractory systemic lupus erythematosus. Arthritis Rheum. 2010; 62(8): 2467-2475.

[10] Takahashi K, Yamanaka S. Induction of pluripotent stem cells from mouse embryonic and adult fibroblast cultures by defined factors. Cell. 2006; 126(4): 663-676.

[11] Cyranoski D. Japanese man is first to receive 'reprogrammed' stem cells from another person. Nature News. 2018.

[12] Hacein-Bey-Abina S, et al. Efficacy of gene therapy for X-linked severe combined immunodeficiency. N Engl J Med. 2010; 363(4): 355-364.

[13] Cartier N, et al. Hematopoietic stem cell gene therapy with a lentiviral vector in X-linked adrenoleukodystrophy. Science. 2009; 326(5954): 818-823.

[14] Mavilio F, Ferrari G. Genetic modification of somatic stem cells: the progress, problems and prospects of a new therapeutic technology. EMBO Rep. 2008; 9: S64-S69.

[15] Naldini L. Medicine. A comeback for gene therapy. Science. 2009; 326(5954): 805-806.

[16] Kempermann G, et al. Milestones of neuronal development in the adult hippocampus. Trends Neurosci. 2004; 27(8): 447-452.

[17] Gage FH, et al. Survival and differentiation of adult neuronal progenitor cells transplanted to the adult brain. Proc Natl Acad Sci U S A. 1995; 92(25): 11879-11883.

[18] Suhonen JO, et al. Differentiation of adult hippocampus-derived progenitors into olfactory neurons in vivo. Nature. 1996; 383(6601): 624-627.

[19] Windrem MS, et al. Neonatal chimerization with human glial progenitor cells can both remyelinate and rescue the otherwise lethally hypomyelinated shiverer mouse. Cell Stem Cell. 2008; 2(6): 553-565.

[20] Sheen VL, et al. Neural precursor differentiation following transplantation into neocortex is dependent on intrinsic developmental state and receptor competence. Exp Neurol. 1999; 158(1): 47-62.

[21] Shihabuddin LS, et al. Adult spinal cord stem cells generate neurons after transplantation in the adult dentate gyrus. J Neurosci. 2000; 20(23): 8727-8735.

[22] Shetty AK, Hattiangady B. Concise review: prospects of stem cell therapy for temporal lobe epilepsy. Stem Cells. 2007; 25(10): 2396-2407.

[23] Freed CR, et al. Transplantation of embryonic dopamine neurons for severe Parkinson's disease. N Engl J Med.

2001; 344(10): 710-719.

[24] Lindvall O, Kokaia Z. Prospects of stem cell therapy for replacing dopamine neurons in Parkinson's disease. Trends Pharmacol Sci. 2009; 30(5): 260-267.

[25] Olanow CW, Freeman T, Kordower J. Transplantation of embryonic dopamine neurons for severe Parkinson's disease. N Engl J Med. 2001; 345(2): 146; author reply 147.

[26] Dyson SC, Barker RA. Cell-based therapies for Parkinson's disease. Expert Rev Neurother. 2011; 11(6): 831-844.

[27] Barker RA, et al. Fetal dopaminergic transplantation trials and the future of neural grafting in Parkinson's disease. Lancet Neurol. 2013; 12(1): 84-91.

[28] Bachoud-Lévi AC, et al. Effect of fetal neural transplants in patients with Huntington's disease 6 years after surgery: a long-term follow-up study. Lancet Neurol. 2006; 5(4): 303-309.

[29] Hocquemiller M, et al. Adeno-associated virus-based gene therapy for CNS diseases. Hum Gene Ther. 2016; 27(7): 478-496.

[30] Temple S, Qian X. bFGF, neurotrophins, and the control or cortical neurogenesis. Neuron. 1995; 15(2): 249-252.

[31] Jin K, et al. Vascular endothelial growth factor (VEGF) stimulates neurogenesis in vitro and in vivo. Proc Natl Acad Sci U S A. 2002; 99(18): 11946-11950.

[32] Chmielnicki E, et al. Adenovirally expressed noggin and brain-derived neurotrophic factor cooperate to induce new medium spiny neurons from resident progenitor cells in the adult striatal ventricular zone. J Neurosci. 2004; 24(9): 2133-2142.

[33] Henry RA, Hughes SM, Connor B. AAV-mediated delivery of BDNF augments neurogenesis in the normal and quinolinic acid-lesioned adult rat brain. Eur J Neurosci. 2007; 25(12): 3513-3525.

[34] Tuszynski MH, et al. A phase 1 clinical trial of nerve growth factor gene therapy for Alzheimer disease. Nat Med. 2005; 11(5): 551-555.

[35] Paradiso B, et al. Localized delivery of fibroblast growth factor-2 and brain-derived neurotrophic factor reduces spontaneous seizures in an epilepsy model. Proc Natl Acad Sci U S A. 2009; 106(17): 7191-7196.

[36] Li SF, et al. Recombinant adeno-associated virus serotype 1-vascular endothelial growth factor promotes neurogenesis and neuromigration in the subventricular zone and rescues neuronal function in ischemic rats. Neurosurgery. 2009; 65(4): 771-779; discussion 779.

[37] LeWitt PA, et al. AAV2-GAD gene therapy for advanced Parkinson's disease: a double-blind, sham-surgery controlled, randomised trial. Lancet Neurol. 2011; 10(4): 309-319.

[38] Herzog CD, et al. Enhanced neurotrophic distribution, cell signaling and neuroprotection following substantia nigral versus striatal delivery of AAV2-NRTN (CERE-120). Neurobiol Dis. 2013; 58: 38-48.

[39] Palfi S, et al. Long-term safety and tolerability of ProSavin, a lentiviral vector-based gene therapy for Parkinson's disease: a dose escalation, open-label, phase 1/2 trial. Lancet. 2014; 383(9923): 1138-1146.

[40] Bonifazi P, et al. In vitro large-scale experimental and theoretical studies for the realization of bi-directional brain-prostheses. Front Neural Circuits. 2013; 7: 40.

[41] Lebedev MA, Nicolelis MA. Brain-machine interfaces: past, present and future. Trends Neurosci. 2006; 29(9): 536-546.

[42] Mandonnet E, Duffau H. Understanding entangled cerebral networks: a prerequisite for restoring brain function with brain-computer interfaces. Front Syst Neurosci. 2014; 8: 82.

[43] Shadmehr R, Krakauer JW. A computational neuroanatomy for motor control. Exp Brain Res. 2008; 185(3): 359-381.

[44] Penfield W. Mechanisms of voluntary movement. Brain. 1954; 77(1): 1-17.

[45] Hochberg LR, et al. Reach and grasp by people with tetraplegia using a neurally controlled robotic arm. Nature. 2012; 485(7398): 372-375.

[46] Iacoboni M. Neural mechanisms of imitation. Curr Opin Neurobiol. 2005; 15(6): 632-637.

[47] Schieber MH. Dissociating motor cortex from the motor. J Physiol. 2011; 589(Pt 23): 5613-5624.

[48] Mikuni N, et al. Evidence for a wide distribution of negative motor areas in the perirolandic cortex. Clin Neurophysiol. 2006; 117(1): 33-40.

[49] Berger TW, Song D, Chan RHM, Marmarelis VZ, LaCoss J, Wills J, Hampson RE, Deadwyler SA, Granacki JJ. A hippocampal cognitive prosthesis: multi-input, multi-output nonlinear modeling and VLSI implementation. IEEE Trans Neural Syst Rehabil Eng. 20(2): 198-211.

[50] Opris I, et al. Closing the loop in primate prefrontal cortex: inter-laminar processing. Front Neural Circuits. 2012; 6: 88.

[51] Izhikevich EM. Hybrid spiking models. Philos Trans A Math Phys Eng Sci. 2010; 368(1930): 5061-5070.

[52] Tessadori J, et al. Modular neuronal assemblies embodied in a closed-loop environment: toward future integration of brains and machines. Front Neural Circuits. 2012; 6: 99.

[53] Brewer GJ, et al. Toward a self-wired active reconstruction of the hippocampal trisynaptic loop: DG-CA3. Front Neural Circuits. 2013; 7: 165.

[54] Hanuschkin A, Ganguli S, Hahnloser RH. A Hebbian learning rule gives rise to mirror neurons and links them to control theoretic inverse models. Front Neural Circuits. 2013; 7: 106.

[55] Skocik M, Kozhevnikov A. Real-time system for studies of the effects of acoustic feedback on animal vocalizations. Front Neural Circuits. 2012; 6: 111.

[56] Molkov Yl, et al. Control of breathing by interacting pontine and pulmonary feedback loops. Front Neural Circuits. 2013: 7: 16.

[57] Chapin JK, et al. Real-time control of a robot arm using simultaneously recorded neurons in the motor cortex. Nat Neurosci. 1999: 2(7): 664-670.

[58] Perel S, et al. Single-unit activity, threshold crossings, and local field potentials in motor cortex differentially encode reach kinematics.J Neurophysiol. 2015;114(3): 1500-1512.

[59] Taylor DM, Tillery SI, Schwartz AB. Direct cortical control of 3D neuroprosthetic devices. Science.2002: 296(5574): 1829-1832.

[60] Wessberg J, et al. Real-time prediction of hand trajectory by ensembles of cortical neurons in primates.Nature.2000: 408(6810): 361-365.

[61] Kennedy PR, et al. Direct control of a computer from the human central nervous system. lEEE Trans Rehabil Eng.2000: 8(2): 198-202.

[62] Levine SP, et al. Identification of electrocorticogram patterns as the basis for a direct brain interface.I Clin Neurophysiol. 1999;16(5): 439-447.

[63] Fernandez-Vargas J, et al. Assisted closed-loop optimization of SSVEP-BCI efficiency. Front Neural Circuits. 2013: 7: 27.

[64] Chaudhary U, Xia B, Silvoni S, Cohen LG, Birbaumer N. Brain-computer interface-based communication in the completely locked-in state. PLoS Biol. 2017: 15(1): e1002593[https: /doi.org/10.1371/journal.pbio.1002593].

[65] Pandarinath C, et al. High performance communication by people with paralysis using an intracortical brain-computer interface. Elife. 2017: 6. pii: e18554.

[66] Chaudhary U, Birbaumer N, Curado MR. Brain-machine interface (BMl) in paralysis. Ann Phys Rehabil Med. 2015: 58(1): 9-13.

[67] Jacobs J, Miller J, Lee SA, Coffey T, Watrous AJ. Sperling MR, Sharan A, Worrell G. Berry B, Lega B, Jobst BC, Davis K, Gross RE, Sheth SA, Ezzyat Y, Das SR, Stein J, Gorniak R. Kahana M1, Rizzuto DS. Direct electrical stimulation of the human entorhinal region and hippocampus impairs memory. Neuron.2016: 92(5): 983-990.

[68] Hampson RE, Song D, Robinson BS, Fetterhoff D, Dakos AS, Roeder BM, She X, Wicks RT Witcher MR, Couture DE, Laxton AW, Munger-Clary H, Popli G, Sollman Ml, Whitlow CT Marmarelis VZ, Berger TW, Deadwyler SA. Developing a hippocampal neural prosthetic to facilitate human memory encoding and recall. J Neural Eng. 2018;15(3): 036014.

[69] Suthana N, Fried I. Deep brain stimulation for enhancement of learning and memory. NeuroImage.2014;85: 996-1002.

[70] Lee VK, Dai G. Printing of Three-Dimensional Tissue Analogs for Regenerative Medicine. Ann Biomed Eng. 2017;45(1): 115-131.

[71] Zhang YS, et al. 3D Bioprinting for Tissue and Organ Fabrication. Ann Biomed Eng 2017;45(1): 148-163.

[72] Hollister SI. Porous scaffold design for tissue engineering. Nat Mater. 2005;4(7): 518-524.

[73] Mesko, B. @berci. The ultimate list of what we can 3D print in medicine and healthcare! –The Medical Futurist 2017.

[74] @harvard. The Harvard Gazette Creating 3-D tissue and its potential for regeneration. 2016.

[75] Tarafder S, Bose S. Polycaprolactone-coated 3D printed tricalcium phosphate scaffolds for bone tissue engineering: in vitro alendronate release behavior and local delivery effect on in vivo osteogenesis.ACS Appl Mater Interfaces. 2014: 6(13): 9955-9965.

[76] Tarafder S, et al. Microwave-sintered 3D printed tricalcium phosphate scaffolds for bone tissue engineering.J Tissue Eng Regen Med. 2013: 7(8): 631-641.

[77] Crawford M. Creating valve tissue using 3-D bioprinting. ASME 2013.

[78] Lee H, et al. Cell(MC3T3-E1)-printed poly(-caprolactone)/alginate hybrid scaffolds for tissue regeneration. Macromol Rapid Commun. 2013: 34(2): 142-149.

[79] Scott C. Wake forest institute for regenerative medicine progresses with 3D printed skin tech. nology. 3Dprint. com.2017.

[80] Scott C. Chinese researchers believe they can make 3D printed skin a reality in two to three years. Aug 5,2016l3D Printing.com. 2016.

[81] Clegg A, et al. Frailty in elderly people. Lancet. 2013: 381(9868): 752-762.

[82] Cevenini E, Monti D, Franceschi C. Inflamm-ageing. Curr Opin Clin Nutr Metab Care. 2013;16(1): 14-20.

[83] López-Otin C, et al. The hallmarks of aging. Cell. 2013;153(6): 1194-1217.

[84] GenAge: the ageing gene database. 2018. Available from: http: //genomics.senescence.info/genes/.

[85] Pan F, et al. Gene Aging Nexus: a web database and data mining platform for microarray data on aging. Nucleic Acids Res.2007: 35(Database issue): D756 9.

[86] gene db.2018.Available from: http: //www.uwaging.org/genesdb/.

[87] Burkle A, et al. MARK-AGE biomarkers of ageing. Mech Ageing Dev. 2015;151: 2-12

第 8 章　数字医学的商业模式

8.1　介绍

8.1.1　传统医疗及保健产品的商业模式

传统医疗及保健产品（药物、医疗器械、软件）的商业模式早已建立，并得到了广泛的应用和研究。该商业模式主要有 3 个类别：通过保险承保、由消费者（即患者或其家属）自费支付，以及直接销售给医疗从业人员或组织（主要是医院）。

第一种模式是通过保险实现完全或足够的覆盖，无论是公共保险还是私人保险。这适用于大多数药物、医疗器械或干预措施，特别是所谓的高风险或Ⅲ类医疗器械（根据美国 FDA 的分类，如起搏器、癌症诊断、胰岛素泵）。然而保险，无论在哪个部门（住房、交通、金融等），都与一种被称为“道德风险”的负面效应联系在一起。事实上，当人们知道第三方在发生不良事件付出代价时，他们的选择往往会更加危险。在健康保险方面也是如此，这意味着所有保险公司都试图对其选择承保的产品和服务实施一定程度的监管和控制。对于医疗产品公司来说，保险既是一个障碍，也是一个保证。障碍体现在保险公司为将其产品纳入保险组合而进行的强制验证。在大多数情况下，这意味着医疗产品必须经过临床验证过程，以证明其产品的安全性和有效性。最近，在许多国家或私营实体内出现了一个被称为卫生技术评估的新工作岗位，卫生技术评估员负责评价医疗产品的比较效果和成本效益。这意味着许多医疗产品公司需要再通过一个级别的验证，才能以期望的价格进入保险范围。然而，一旦进入赔偿目录，产品会变得更容易进入市场，因为患者和从业人员都对价格不太敏感。

第二种模式是自费支付模式，适用于多种药物和设备。从理论上讲，自费的方式应该保留给保健产品，因为这些产品的临床效益很低，或者没有充分的论据，难以进入医疗保险赔偿目录。特别是很多所谓的非处方药（OTC）（这意味着不需要处方，与所谓的处方药相反）并没有包含在保险范围以内，许多解决发热、头晕、便秘等问题的初级药物都在非处方药领域。然而在实践中，如果制造商决定不忍受冗长的、进入保险赔偿目录的评估过程或选择（无论是否合理）不提交承保申请，就存在自费模式。当成本效益比被判断为不利时，就会发生这种情况。即如果进入赔偿目录的可能性被认为很低和（或）这一过程的成本太高，那么参与评估过程就不是合理的。

第三种模式是直接销售给医疗从业人员或组织（公立或私立医院），尽管还没有贴上医疗标签的器械和软件。医师或医院可能出于以下几种原因购买此类产品：

（1）费用可以通过增加收费转嫁给患者。

（2）医院的支付系统可以通过修改账单，利用甚至突破支付系统来增加收入。

（3）新获得的产品可以提高效率，从而补偿其采购成本：它可以缩短住院时间和降低费用，并尽可能允许医师和医院增加他们的经营量。

（4）一个新的设备可以因为营销目的购买。例如，手术机器人已经被纳入许多泌尿科团队，尽管最初没有有力的证据证明其具有更强的临床效益。但实际情况却说明患者更偏向于有机器人辅助的手术，特别是在前列腺治疗方面。

8.2　经济数字化

显而易见，虽然影响程度不同，但数字产品和数字产业已经对几乎所有行业都产生了巨大的影响，包括产品和服务的生产、分销、销售和使用。数字化经济与几个主要趋势有关，如倾向于使用而不是占有；数据出现了新的价值，可以是以预测为目的，也可以是以确定目标或进行优化为目的。一些人（如媒体）已经受到数字化的消极影响，而另一些人仍然通过自我改造抵制数字化进程。此外，数字公司正在投资开发各种商品（汽车、设备、电子商务公司的实体店等），而传统公司也在积极寻找将数字服务与其传统产品相结合的发展点。

即使目前的标准在未来仍可能发生变化，但这场所谓的第四次工业革命已经与商业模式的变化联系在了一起。与其他部门相比，医疗保健行业的数字化水平可能还很不成熟，但大量的研究方和投资方都在密切关注数字医学领域。根据几份持一致意见的报告，各种战略投资方，如老牌公司和风险投资家，他们的投资资金都在增加。根据评估标准不同，每年投资金额为40亿～60亿美元。虽然前景十分乐观，但数字医药公司商业模式的建立尚未完成，产品的核心竞争力面临挑战，因为政府和支付方都在控制预算，不愿意为额外的一系列产品和服务买单。

8.2.1　数字医学的潜在商业模式

数字医疗产品的商业模式可能与其他传统医疗产品没有太大的不同。但是，在这一阶段可以提出两点意见。第一，似乎不太可能准确地预测上述三种主要模式（保险承保、自费支付、直接销售给医疗从业人员或组织）将按何种比例分配。第二，可能出现其他新兴的模式，特别是通过所谓的间接销售，即免费获得数字医疗服务，并将随后收集到的数据货币化给第三利益相关方。

8.2.1.1　保险范围

到目前为止，虽然很少有数字医药公司的产品参与了严格的临床验证，并进入保险范围，但其数量可能会增加，因为许多有实力的公司似乎已参与其中。WellDoc 公司（美国明尼苏达州圣保罗）开发的 BlueStar 是一种针对 2 型糖尿病患者的数字医疗产品，可由几家保险公司根据处方报销。该领域的另一家先驱 Omada Health 公司（旧金山）也与美国几家主要的保险公司建立了合作关系，类似的还有 Kaiser Permanente 公司（美国加利福尼亚州奥克兰）和 Humana 公司（美国肯塔基州路易斯维尔）。与传统医疗产品相比，这种销售渠道有相似的陷阱和优势。如果他们想要进入保险范围，新公司就需要能展示出其产品的风险-收益平衡的特点。也就是他们必须进行适当设计的临床试验，来显示产品与安全性和有效性的相关程度。这一过程在药物和医疗设备中得到了很好的应用，而雄心勃勃的数字医学产品也必须采用类似的开发方法。这意味着成本比通常用于非医疗数字产品的成本要高出几个数量级，但实证研究表明，与传统医疗产品（制药或医疗器械公司）相比，证明有效性的所需平均金额相对较低。此外，如上文所述，如果他们计划与其他治疗标准竞争，或者试图作为附加产品被纳入目前的现有医疗工具，数字药品还需要产生另外两种类型的数据。首先，它们必须显示出相对优势，无论是作为独立的产品，还是作为标准治疗的附加产品。这可能体现在有效性、安全性，甚至对患者的便利性（在医学上也称为实用性）方面。其次，经济利益不容忽视。理想情况下，数字医疗要能够为保险公司节省开支，如可以减少昂贵的就医或不必要的护理，或者可以通过改善结果来避免昂贵的住院治疗和（或）避免并发症。在这种最佳的情况下，我们预计，数字药品将能获取大量的价值，并迅速成为高利润产品。另一种选择，也是数字药品必须展示的最低限度，是成本效益，而不是成本节约。换句话说，这意味着第三方付款人所产生的额外成本与其他现有选项相比，在健康收益方面货真价实，物有所值。无论如何，定价策略是最重要的，然而已有实例太少，难以轻易做出可靠预测。一方面，与其他数字公司一样，边际生产成本很低。另一方面，数字药品公司雄心勃勃的定价策略可能与自身成本脱节，以获取尽可能多的价值，特别是在其产品可能为支付方节省成本的情况下。

与覆盖面有关的两大趋势要强调一下。首先，无可争议的是，与老龄化有关的慢性病已经成为发达国家医疗和经济的主要负担。大多数医疗及保健系统都没有能力应对这样日益严重的问题，未来几年可能需要引入一些颠覆性的措施。数字医学产品显然能够很好地实现所需目标，如果患者因此而不需要花费昂贵的护理费用，如住院或介入治疗，那么保险公司应该愿意投资。另外，许多医疗及保健系统正试图将其收费模式从按服务收费转变为按成果收费（或按价值收费）。

捆绑支付式外科手术就是一个例证。支付方越来越有兴趣激励提供者或卫生保健组织进行成本效益管理机制。这至少提出了两种可待改进之处。首先，医师和医院在经费有限的情况下，如何让治疗过程带来更好的结果。其次，甚至在技术上更困难的是，必须开发新的和特定的能力，来获得有价值的数据，以便进行可靠的测量和分析。数字技术已被证明是收集这类数据的有力手段，从而使数字药品处于与按成果付费模式相一致的理想位置。

8.2.1.2 自费

根据一项全国性调查，美国人在补充性保健方法上花费了大约 302 亿美元。然而，这还不到所有自费支出的 10%，在保健领域，尽管各国之间存在重大差异，但从历史上看，患者还是很有支付意愿的。然而，许多数字药品已经处于这一地位。根据硅谷银行（SiliconValley Bank）2016 年的一份报告，自 2011 年以来，55%数字健康方面的投资都是在产品与消费者互动的公司进行的，尽管这并不一定意味着后者也是付款者。一种解释类似于上述其他常规医疗产品，即数字健康产品无法证明其自身有足够的临床价值，或者产品所在公司不愿意参与为进入赔偿目录而进行的冗长而昂贵的临床验证过程。另一种原因可能与数字产业的历史标准有关。事实上，大多数数字市场监管松散，数字企业家不习惯于常规监管。因此，一些人可能认为患者会表现得像普通消费者一样，只要他们认为这样做有好处就会购买。即使这种模式有持续下去的可能，企业家和他们的投资者也应该意识到，患者和家属可能不会无限制地增加这方面的开支。根据 Rock Health（美国加利福尼亚旧金山）进行的一项以数字健康为重点的大型调查，虽然 52%的人同意自己应对自己健康负责的观点，但只有 7%的人表示愿意自费购买医疗及保健服务。数字医药公司应该意识到，要构建一种基于自费支付的商业模式，溢价定价将很困难，而且不容易通过监管程序。事实上，假如他们解决了一个重要的医疗问题，而这个问题常规的卫生保健已经涵盖，那么他们将不大可能获得较大的市场占有率。

8.2.1.3 向医疗及保健人员或组织直接销售

直接销售模式如果能实现通过医师间接向患者收费的方式获得收益，或者从医疗实体的角度以其他方式创造价值，那么这种模式的市场销售额很可能会增加。第一种选择，即“间接”覆盖，似乎是数字药品获得市场吸引力的一种新兴方式。一些国家会专门为慢性病患者设计保险方案，覆盖远程解决方案的年度预定义支出，制订年度预算，从而提高治疗的依从性，保证护理质量。例如，在法国，公共健康保险机构（国家垄断机构）正在试验一项“远程医疗”服务计划，他们为患者提供联网心脏起搏器，并向提供监测服务的医师付费。医师每年会因为监测每名患者的病情而获得一笔定额预留资金。因此，医师有责任向一家合适的公司订购远程医疗解决方案。尽管一切都不成熟，但专用于医师的费用应使数字医疗公司和医疗及保健专业人员都能盈利，从而对相关人员保持一致的激励措施。得益于这种新的支付方式，一家总部位于巴黎的公司开发了一种人工智能解决方案，可以减少心脏起搏器发出的虚假警报，并已在许多医院成功部署。

数字医药公司的第二个销售对象是医疗及保健实体（个体或组织，如医院），如果试图售出产品，就必须为实体创造价值。这种模式的可行性可能有 3 个方面。第一，数字医学产品可以提高医疗质量（临床价值）。从这一观点出发，并且由于卫生保健从业人员出于内在和外在的原因（如声誉）会努力改进医疗质量，只要这些解决方案展示出了令人信服的临床有效性、安全性或实用性，他们就是数字解决方案的潜在客户。然而，这些方案的定价将是一个关键问题，因为医疗卫生实体肯定会控制预算，保持财务平衡。第二，数字医学产品可以简化工作流程，精简组织结构，提高组织价值。这些改进的好处是多方面的：增强患者在护理期间的体验；改善工作中的生活质量，还可能会增加网络和设备中心的吸引力；提高生产率。第三，数字医学产品还可以帮助医师或医院创造更高的收入（财务价值）。除了上述的提高生产率之外，数字产品还可以让医师从数据中发现患者的进一步需求，在需要的情况下对患者做下一步医疗规划，从而获得更多的医疗收益，或者在康复中心等多种医疗干预措施相互配合的情况下获得更多的医疗收益。

8.2.1.4　与已有公司建立伙伴关系

成熟的公司（如制药公司和医疗器械公司）在多个领域拥有大量的专业知识，这些知识对较年轻的数字医药公司非常有用：临床开发、监管事务、市场准入、销售、通信，甚至是上市后的产品监控。这些技能是至关重要的，也是小公司和大公司之间建立伙伴关系的强大推动因素。小公司能在他们的老牌同行处获得成功的经验。另一个非互斥的优势是通过公司风险投资筹集资金，其金额在全球范围内呈上升趋势。最后，它也是一种获得终端用户信息（无论是患者还是医师）的方法。对于已成立的制药公司或医疗器械公司来说，与一家小公司合作是在中长期为自己创造产值增长的一种手段。投资于外部创新并将其与内部创新相结合是一种可以增加老牌公司产品和服务的理论模型。外部投资可以弥补自主创新不足的问题，也可以让大公司为超越其传统经营模式的新兴市场做好准备。沃伦蒂斯（Voluntis）是一家成立于 21 世纪初的法国公司，已上市，该公司开发了所谓的数字疗法来辅助和增强药物或设备的疗效，特别是在糖尿病和肿瘤学领域。他们的软件或智能手机应用程序允许患者向医师发送一些与生物参数或治疗摄入量相关的信息，并接受优化疾病管理的医疗建议。沃伦蒂斯已经与多家制药公司（赛诺菲、罗氏、阿斯特拉-泽内卡）建立了合作关系，在首次公开发行之前，分析师认为这是很好的竞争优势。

8.2.1.5 数据货币化

目前，一方面，高质量的大数据收集是非常昂贵的，许多实体无法负担，从而推高了临床试验成本。另一方面，新的数字技术能够以最小的投资收集大规模的数据，但这些数据的平均质量、准确性和有效性很低，或者至少是不稳定的。但在不久的将来，数字产业很可能会跨越这一鸿沟，允许以更合理的成本进行临床研究，无论是为了营销，还是在商业化后进行设计。此外，大量收集关于患者疾病及其日常管理的真实数据可能会引起一些大公司的兴趣，如制药公司。这可能有助于他们增加对患者、条件和治疗的认识和了解，从而使他们能够正确地确定目标患者群体，调整营销方法，或获得对研发有利的见解。例如，通过更好地了解早期发病的机制，他们可以更好地将设计纳入其药物的临床开发计划，也可以更好地设计证明其临床效果的试验。总部位于西雅图的 Arivale 公司就是这种方法的一个例子。个体的健康是通过四个关键特征来衡量的：DNA、生物标记（血液和唾液）、肠道微生物群和生活方式数据。起初，该公司的商业模式依赖于患者每年的直接付费，这些患者付费以寻求增加相关知识并最终改善健康。后来，公司似乎通过与医疗产品公司或雇主合作，使收入来源多样化，并分别进行临床研究或员工健康状况的改善工作。

8.3 结论

数字医学（尤其是其多样化的潜在商业模式）尚不成熟，因此仍是一个快速发展的领域。技术进步往往比其应用范围发展更快，甚至比监管改革更快。虽然在过去 10 年中已经有了大量的投资和进步，但对于目前和未来的最佳盈利方式和合理价值分享方式仍然缺少足够的经验。然而，在经历了一波用固有的传统商业模式，尤其是保险，对医疗及保健行业的洗牌之后，该领域的数字企业家更多地采用获得监管部门的批准和消费者个人支付双管齐下的方式获得收入。因此，数字产品的商业模式往往遵循一般的临床开发和疗效证明的路径。为了得到广泛的应用，数字医学产品和其中很多被认为是医疗设备的，首先需要证明它们是安全和有效的，其次需要证明它们提高了健康效果和资源利用率。除技术进步外，推动这一趋势的主要因素有两个：第一，传统医疗产品（药物、装置、干预措施等）的一些局限性，将通过更好地利用和组织现有的工具或通过新的工具加以克服。数字医疗产品充当了这种优化的推动因素。第二，卫生保健费用的不断增加是各国政府都极为关切的问题。药品和医疗设备价格飞涨，人口老龄化带来的疾病负担日益加重。现有卫生保健系统难以适应现有人口健康要求之处，数字医学产品正好可用作修复系统某些特点的理想工具。然而，数字化的挑战是巨大的，因为医疗保健系统如果要充分发挥即将到来的数字进步的全部潜力，仍然需要进行深刻的变革。他们应是向着自己理想的方向继续革新，还是通过强制提高现有卫生保健系统生产力的方式继续发展，仍有待确定。最后，新的商业模式也需要继续发掘，不同于传统的以硬件为基础的产业，数字产业遵循与传统硬件行业不同的规则，这是必须要考虑的问题。通过优化和明确医疗及保健干预目标，数字医疗产业在提高效率和改善成果方面具有巨大的潜力。所有利益相关者要共同努力设计和研究新型的价值分享模式，设计新型价值分享模式，既能奖励创新者，又能提供个体或集体的临床效益。

第9章　新技术、远程医疗、电子健康、大数据……这些都是什么？一个律师的观点

如今，不可否认的是，新的信息和通信技术已广泛应用于医院、诊所及医疗实践中。医生在与患者保持联系的过程中，常常被患者频繁地联系，有时甚至需要提供24小时的医疗监护。

然而，这种医患关系的数字化在世界各地的发展情况不同。领先的要属盎格鲁-撒克逊国家，尤其是美国，如今正为实现大数据医疗而奔波，而在欧洲，尤其是法国，人们仍然在探讨建立高度监管的开放健康数据体系可能带来的后果。

希望开发科学研究项目的医师，如欧洲和美国的医师，很难理解这些规范的差异，感到受到了不透明法规的约束；业余的自我指导和远程医疗指导的患者，或是从业者，都被迫依据各州规定的规范性法则来考虑发展地点。

研究者们，由于他们的自由主义天性，正在合法地废除截然不同的标准，他们强调竞争优势，而不仅仅是追赶。然而，律师能够根据各国的立法传统及其保护传统基本权利的政策来解释这些各种规范性概念，这些传统本质各不相同，从而解释了一方面通过新技术和另一方面通过处理和使用数据去应用的规范框架和医疗实践的发展。

9.1　远程医疗与电子健康：法国的特殊性

远程医疗：一个有多重含义的字眼。

如今，不可否认，术语，表达和词汇在描述与远程医疗相关的行动、趋势和实践时，使用得非常随意，且没有区分其含义。最近的一项研究[1]证明，远程医疗、远程健康和电子健康这些术语被用作同义词[2]，而在某些情况下，它们特指远程医疗实践并定义护理行为[3]或指器械，也就是服务[4]产品或与健康相关的电子商务观点[5]。具有不同含义的词语对适用的法律框架以及立法者对该行为的看法都有影响。以远程医疗的典型案例为例，远程医疗的两个概念显然是互相矛盾的：在发达国家，远程医疗本质上是偏向临床的，而在发展中国家，它偏向信息性[6]。

临床远程医疗被理解为“通过数字通信手段，允许医师和其他成员远程执行患者的医疗程序的专业过程”[7]，而信息远程医疗被定义为“一个视听通信服务互动平台，组织传播医疗知识和协议，用于管理患者和护理，以支持和改善医疗活动”[8]。法国是最早拥有远程医疗实践法律基础的国家之一，通过了 2009 年 7 月 21 日第 2009-879 号法，即 HPST 法和其 2010 年 10 月 19 日法令[9]。这两个基本法律致力于远程医疗的临床方法，将其定义为由卫生专业人员通过信息和通信技术执行的医疗法案。换句话说，法国的远程医疗是由健康从业人员执行的医疗程序，它的效率得到了认可，它保证了安全和经证实的医学知识。该定义追溯了其他国家如何将远程医疗通过新技术实现任何“健康利益”的明确界限。尽管文字差异很小，但却是最基本的，一个称为医疗行为而另一个则称为医疗服务。这种差异导致了一个特殊的适用监管框架。因此，在法国，远程医疗是一种独立的立法，而在欧洲，它属于更普通的电子卫生保健类别[10]。

9.1.1　远程医疗：通过 IT 实施的医疗法案

远程医疗：医疗法案

法国的远程医疗概念使其成为一种卫生专业人员通过信息技术实施的医疗程序。以下是 C.6（《公共卫生法典》）第 R.6316-1 条确认的远程医疗原则：“通过使用信息和通信技术的设备远程执行的医疗程序。”

2010 年法令列出了不同的远程医疗行为：

• 远程会诊：这允许了医疗专业人员远程为患者提供咨询。

• 远程专业技术：这使医疗专业人员能够根据与患者护理相关的医疗信息远程征求其他医疗专业人员的意见。

• 医疗远程监护：这使医疗专业人员解读患者医疗随访所需的远程数据，并在适当情况下决定如何照顾该患者。

• 远程医疗援助：这是指医疗专业人员在治疗过程中远程接触另一位健康专业人员。

• 医疗监管：这是医疗法规框架内医师提出的[与法国“SAMU”（紧急医疗救助服务），医疗救护车紧急医疗服务相关]。

此外，为使远程医疗项目被接受，必须考虑到由于地区的狭隘性和地理隔离而导致的护理供应不足（第 L6316-1 CSP 条）。其活动和组织必须是由地区卫生部门[12]（ARS）达成的特别协议中国家项目或当地合同[11]（CPOM，CAQCS）的主题。

因此，在法国，立法者之前认为远程医疗是一种“工具”，特别是为了实现组织连续性、持久性和安全性护理的目标，而且从根本上来说也是一种医疗行为，其中适用的条件必须规划和尊重医疗实践。因此，2010 年法令项目持有者必须尊重患者的基本权利以及卫生专业人员有义务满足《公共卫生法典》和《医学道德准则》规定的医疗实践的法律要求。如果产生了适当的责任[13]，当局会对该情况进行评估和核实。这些监管约束正在形成一个远程医疗独特的、与电子健康不同的身份。

9.1.2 电子健康：通过信息和通信新技术（NICT）提供的服务

电子健康被定义为连接服务提供商和消费者的健康服务。更普遍的是，其中大多数是与信息社会相关的个人服务，包括电子商务。其应用领域非常广泛：由医疗提供者对居家治疗患者进行的观察，远程医疗咨询，在互联网上获得健康信息及健康或安康指导（移动健康）。这些益处被排除在 2010 年法令和 2000 年 6 月 8 日欧洲指令的范围之外，在法国被视为一种服务而不是一种行为，即所谓的电子商务指令，根据 2004 年 6 月 21 日的法国法律，在数字信托[14]上被转译为电子商务指令，将这些利益视为服务而非法国的一项法案。因此，规范性约束对组织、医疗保健和安全的必要性的影响较小，如适用于远程医疗实践的文本、自由流动的文本、实现的容易程度及福利报酬。

所有这一切都证明了电子卫生保健项目更容易实现，因为从监管的角度来看几乎没有限制。这是否意味着国家在远程医疗实践中采用的概念可能取决于其发展和经济吸引力?答案是除了将政治约束添加到项目之外，没有其他的选择。这将直接影响到为患者提供的服务质量。医疗远程咨询的例子在这一点上是示范性的。在法国，远程医疗咨询不属于 2010 年法令规定的行为，也不是可归类的远程医疗方法，那是因为它的设计一方面不能保护需求者，而且也不能满足专业人士请求。因此，作为商业服务的一部分，远程咨询是电子卫生保健的一部分，并且更倾向于保护消费者权益而非患者权益。对于因此被认为是受电子商务约束影响的服务提供者的健康专业人员而言也是如此。因此，适用的标准取决于对通过信息技术开展的医疗活动和服务的行为者及受益者的保护。规范性约束成为发展的战略工具。这些新实践也证实了这一点。

9.2 适用于大数据的监管框架

电子健康及其各种形式的实现包括了使用信息和通信技术，继而生成数据，这些数据包含在特定时间显示某一活动或某一状态的原始信息。

我们不能否认，近年来，与数据开发有关的国家和超国家法律都在加速出现；这一判决揭示了当今代表性的数字数据处理的风险。这些问题涉及经济、金融、社会和法律，毫无疑问，这些数据是企业家日常关注的核心。众所周知，由于它远不止是原始数据，对它的处理可能成为严重侵犯个人基本权利的根源。因此，规范性框架是必不可少的。

在法国，1978 年 1 月 6 日颁布的《计算机与自由法》[15]规定了适用于个人数据处理的基本原则。本法首先由 2004 年 8 月 6 日的法律[16]修订，其主要目的是将 1995 年 10 月 24 日的欧洲指令[17]转置适用于法国。该指令遵循了欧洲理事会的建议，该建议明确指出需要协调各成员国的数据处理规定，以降低其在欧盟内自由流动的障碍。尽管有这些规定，欧洲国家还是出现了不同的做法，一些国家比其他国家更为宽容，其开发机构受到有更严格国家标准约束成员的谴责。直到《欧洲联盟基本权利宪章》授予了欧洲法律中的个人数据保护权[18]。在尼斯首脑会议通过《里斯本条约》使其具有约束力[19]。该规定于 2016 年 4 月 27 日由《欧洲条例》确立，涉及工作人员数据处理及此类数据自由流动的个人保护[20]。《欧洲条例》的法律价值比欧洲指令更具约束力。事实上，如果一项指令设定了一个灵活的框架，允许致力于应用该框架的成员国在其领土上立法时从中汲取灵感，《欧洲条例》将更具可反对性。因此，解释和国家认可的适用范围要小得多，以便在使用时既可以完善该条例，也可以规定该条例，但绝不能与之相抵触。这是 2016 年数字共和国法律文本的精髓所在。因此，如果说法国和欧洲的法律框架现在融合在个人数据保护的基础上，那么应该强调的是法国国家特色依然存在。

9.2.1　总体框架

必须记住，与美国不同的是，欧洲和法国的大数据没有承认任何产权。事实上，数据在法律上并没有被描述为“事物或对象”；因此，它不享有通常授予所有者的优先权。因此，对大数据主张财产权的所有可能性以及购买或出售的任何权利都被排除在外。

根据欧洲的观点，数据是一个物理个体的法律人格的发散。它属于主观权利范畴。与人的身份一样，它也享有与人的信息隐私同样的法律保护。保护个人隐私权是我国规范体系中最受保护的权利之一。在法国根据《世界人权宣言》第 12 条和《欧洲人权公约》第 8 条，它包含在法国的《民法典》（译者注：又称《拿破仑法典》）第 9 条中，该条款于 1995 年被认定为具有宪法价值[21]。

因此，对给定个人信息的任何采集、处理、利用、转让、流通等环节都必须事先获得其所属人员的信息和同意。

9.2.1.1　数据的认定

因此，应用这一原则意味着数据是与个人身份相关的个人数据。匿名数据的处理不需要任何人的同意。然而，仍然有必要对“匿名数据”进行限定。由于 IT 解决方案和工具的性能破坏了任何假设绝对匿名化，如今确认似乎并不容易。因此，律师建议将患者的信息和同意许可作为适用于任何治疗的原则，即使这不仅涉及所谓的匿名数据。

在任何情况下，同意的举证责任都由负责治疗的人承担。同意请求必须以与操控者可能提出的其他问题不同的方式提出，并且应以可理解的形式，易于理解的、明确和简单的措辞表述。此外，这样收集的信息必须是免费提供的，也就是说，没有约束，没有操纵，没有虚假信息，如服务提供商打包和提供服务，或在每个人同意处理其数据的情况下履行合同，即使不需要进行上述处理，也应履行已售出的服务或履行合同。

9.2.1.2 特殊情况

持有数据主体。

这主要是报告未成年儿童的情况。《欧洲条例》没有禁止处理与之相关的数据。尽管如此，还是设置了一些保护它的限制。因此，当未成年人至少 16 岁时，处理其个人资料是合法的。16 岁以下时，要求需获得所有人父母的同意。操控者有责任提供符合这些条件的证明。

（1）保持数据的合格性。

（2）如果知情人士同意，则授权处理个人数据。当处理涉及所谓敏感个人数据时，这一原则就被颠倒了。被认定为敏感的数据包括任何揭示个人种族或族裔出身、政治观点、宗教或哲学信仰或工会成员身份的数据；用于以独特方式识别个人的遗传和生物特征数据；健康或生活数据；揭示个人性取向的数据。

（3）处理所谓的敏感数据是被禁止的，除非有特定的例外情况。该原则适用于《一般数据保护条例》（GDPR）[22]第 9 段规定的例外情况，包括数据主体明确同意欧盟许可的目的。然而，法国国家信息与自由委员会（CNIL）作为监督机构，必须首先在治疗开始时允许治疗。换言之，个人的同意本身并不是一个充分的条件；对于敏感数据处理，必须向 CNIL 提交授权申请，而 CNIL 只会特别授予其保护个人生活和治疗合法性及其目的的保证。

9.2.2 数据主体的权利：数据处理个人的基本原则

数据是个人私生活的一部分。因此，其附属的权利也受到同样的保护。这种保护意味着操控者必须保证满足一定数量的要求。因此，数据被处理的人员必须了解以下信息：

（1）数据管理员、其代表者或数据保护工作者（DPO[23]）的身份和联系方式（如适用）。

（2）获取已处理数据的访问权、纠正权、删除权、反对权、限制处理权和数据可携带权。

（3）处理的目的、数据保留期和自动决策的存在，包括配置分析。

（4）数据的接收者，以及是否会将数据传输到国外（欧洲或欧洲境外）。

（5）向监管机构提出投诉的权利。

（6）获取信息的权利。

同意处理其数据的人必须了解处理的目的，以便签署知情同意书。虽然非常容易完成，但这一要求在现场并不容易实现。事实上，操控者和（或）项目负责人没有充分考虑到他们项目的潜力，即在部署时，他们将数据用于相关人员授予目的以外的目的。将这种行为分析为失败是合法的，这是很好的，而且很可能将责任交给操控者承担。

此外，这项知情权还涉及每个人知道其数据的最终目的地的权利，特别是如果他要跨越法国、欧洲或其他国家的边界。

数据传输设想在法国境外或欧盟境内进行。欧洲国家应在 2018 年 5 月遵守《全球发展政策公报》的义务，当承诺对这些数据进行与法国国家同等保护水平的处理时，可确保对数据的保护。为此，成立了一个欧洲数据保护委员会，主要是为了确保该条例在欧盟内得到统一的实施。

在欧盟委员会决定第三国确保有足够的保护水平之前，不可能在欧洲边界以外转移数据。在没有委员会一致决定的情况下，数据控制者或处理者不能将数据传输给第三国，除非它为保护个人权利提供了适当的保障。这些担保可以是具有法律约束力且当局可执行的条例、具有约束力的公司规则、委员会或欧洲委员会批准的国家监管机构采用的标准数据保护条款、行为准则或认证机制。

（1）访问数据的权利

任何时候，任何人都有权从操控者处获得任何信息，使其能够维护自己的权利。在这种情况下，就是要核实透明的品格和忠诚的待遇。一旦证明数据不准确，此人就有获得处理更正相关数据的责任。如果对有关治疗数据准确性有争议或发现非法治疗时，他可以限制治疗。他还可以要求删除数据，如果数据与治疗目的无关；他也可以撤回同意和（或）反对处理数据，如果该处理被认为是非法的。然而，当数据处理满足公共利益要求或行使言论和信息自由的权利时，该人可能会被拒绝执行该权利[24]。

（2）数据可携带的权利

这是 GDPR 的创新之一。可携带性的权利意味着，以计算机化方式处理数据的每个人都有权检索以结构化、常用的和机器可读的格式提供给控制器的数据。但是，这项权利仅适用于以上级同意为前提的计算机处理（因此不包括计算机对处理负责人的一般利益或对公共机构的任务的处理）。

9.2.3　操控者的责任（责任原则）

虽然之前是基于一个遵守法律义务的系统，但在适当情况下，该系统属于国家当局，负责监督（在本例中，法国的 CNIL）核实和制裁；GDPR 修改了假设，并将责任推到项目上游，即操控者。从现在起，由后者来实施符合规范要求的数据处理，对检测出的任何缺陷予以声明，并采取纠正措施。因此，数据控制者必须在影响分析的基础上，对其数据处理系统的安全性和合法性进行自我诊断。如果治疗风险很高，操控者必须向 CNIL 提交降低风险的措施。否则，CNIL 可协助数据控制者确保合规，并可实施惩罚。在这一点上，GDPR 也进行了创新。因此，如果控制方或分包商故意或因疏忽违反了其义务，则行政罚款总额可提高至 10 000 000 欧元，如果是公司，则可提高至上一财政年度全球总营业额的 2%。这项罚款可高达 2000 万欧元，或对违反基本治疗原则，特别是适用于同意许可和明晰个人权利情况的公司，罚款最高可达上一财年全球年营业额的 4%。处罚的严重性表明，欧洲立法者决心执行数据计算机处理的法律框架，这一框架最终体现了两个新原则：

（1）现在负责数据处理合法性、正统性和安全性的操控者的责任原则，不仅针对监督机构（CNIL），而且针对正在处理数据的人员。

（2）授予数据被处理人员权力的原则。立法机关通过赋予权力，从而允许当事人对其数据的处理行使控制权。这种控制的目的是使数据管理的人负责任。

9.2.4 法国法律的特殊性

2016 年 10 月 7 日的《数字共和国法》适用于 2016 年的欧洲议会条例，当然在其主题中包含了《全球发展政策》的内容，而且在某些方面，它更进了一步。因此，它承认每一个公民都有权免费使用其个人数字数据，这些权利体现在一些具体的措施中：未成年人的数字遗忘权（因此，未成年人可以更容易、更快地删除自己的在线内容）和数字死亡权（每个公民都有在其生前对其数据在其死后保存、传播或要求删除的权利）。

此外，严格应用私人通信规则，禁止未经授权的人访问通信内容，无论是何载体或使用哪种信息技术（邮件等）。

很明显，我们处在构建一个处理计算机数据权利的阶段。这是一项建议企业家在项目部署前就要掌握的权利，因为经验表明，任何因不遵守数据处理适用规范框架而引发的事件，都会损害公司的形象，使公司与客户之间的信任关系转变为对立关系。这种裂痕一旦产生，就很难修复。

参考文献

[1] Gallois F, Rauly A. Telemedicine and comparison of health systems: methodological issues. In: Colloquium international research & regulation 2015, 10-12 June 2015, Paris.

[2] Crigger BJ, Policy & Politics. e-Medicine: policy to shape the future of health care. Hastings Center Rep. 2006; 36: 12-13.

[3] Chandra A, Pettry CE Jr, Paul DP. Telemedicine from a macromarketing viewpoint: a critical evaluation with proposed licensing strategies. In: Government policy and program impacts on technology development, international

trade and transfer outlook; 2013, p. 111-136.

[4] Kerleau M, Pelletier-Fleury N. Restructuring of the healthcare system and the dissemination of telemedicine. Eur J Health Econ. 2002; 3(3): 7.

[5] Kirsch G. The business of eHealth. J Med Market Device Diagn Pharmaceut Market. 2002; 2(2): 106-110.

[6] Simon P. Telemedicine is not e-commerce. Communication from ANTEL in partnership with the National Order of Physicians. 22 Nov 2013.

[7] Croels JM. The law of obligations to the test of telemedicine. PU of Aix-Marseille, 2006, p 38, cited by Simon P. Telemedicine ce is not e-commerce, *ib*.

[8] Simon P. Telemedicine is not e-commerce Ib. p. 39.

[9] n° 2010-1229 JORF n ° 0245 of October 21st, 2010.

[10] This is the case for example in Germany: *in* http: //www.science-germany.com: e-health in Germany.

[11] who can be a CPOM: multi-year contract of objectives and means: signed between the director of a health facility and the Authority Local Health Authority or a CAQCS: Contract for Quality Improvement and Care Coordination concludes between the project sponsor and health insurance.

[12] In this case, the Regional Health Agency.

[13] Mainly, civil liability to compensate for harm suffered by the patient due to non-compliance with the standard or liability ordinal for the health professional, offender.

[14] The purpose of this law has been to create a legal framework to ensure the free movement of information society services.

[15] Law No. 78-17.

[16] Law No. 2004-801.

[17] Directive 95/46 / EC on the protection of personal data.

[18] Charter of Fundamental Rights of the European Union 18/12/2000. OJ of the European Communities C 364/1.

[19] Treaty on European Union and Treaty on the Functioning of the European Union which adopted the Treaty of Lisbon signed on 13 December 2007 published in the Official Journal n C326 of 26/10/2012, p.0001-0390.

[20] No. 2016/679. JOUE n L119 of May 4th, 2016, p.1. This directly applicable regulation in the Member States' internal legislation repeals the Directive 95/46 / EC as obsolete.

[21] Cons. Const. Jan. 18, 1995, No. 95-352 DC. OJ 21 Jan. 1995.

[22] GPDR: (European) General Data Protection Regulation.

[23] Mandatory as of May 2018.

[24] Paragraph 3 of Article 17 of the GPDR specifically provides that the right of erasure does not apply if the processing is necessary. The exercise of the right to freedom of expression and information, (b) to fulfill a legal obligation which requires the treatment provided for in Union law or by the law of the Member State to which the controller is subject, or to perform a public-interest mission. The exercise of public authority of the controller, (c) for reasons of public interest in the field, (d) for archival purposes in the public interest (…), (e) the recognition, exercise, or defense of rights in justice.

第 10 章　结论：卫生保健体系的未来趋势

数字革命无疑改变了我们发展、运用医疗技术和提供医疗服务的方式。随着这种模式的转变，以下几个因素将直接影响卫生保健系统的发展。

（1）数据及其所有权。谁来管理这些新产生的数据?谁来分析它们并使它们在医学意义上可理解?是公民自己还是国家?又或者是一些有足够先进技术的私营企业，如美国 GAFAMI（谷歌，苹果，脸书，亚马逊，微软，IBM）或中国 BATX（百度、阿里巴巴、腾讯、小米）？

（2）从治疗医学到预防医学的过渡。是否存在社会过度医疗化的风险?物种改良学或优生学?在抑制了疾病之后，会不会像超人类主义所倡导的那样，试图去改善健康个体?从技术和道德上看，魔法师的学徒（译者注：在此是指信奉超人类主义的医师）能够与人类一起相处多久?

（3）精准治疗的成本。谁会使用?谁来付钱?我们是否应该基于效率重新确定护理或医疗的相关性，通过限制过度医疗和医疗漫游来确保更多的人员获得最充分的护理或医疗?

（4）个人在这个新系统中的位置。知识和透明度的全球共享符合健康民主制度。患者应该扮演主要角色，管理自己的医疗保健吗?此外，由于获得个性化医疗所带来的经济或生理不平等，我们是否必须重新定义社会契约?

一方面，这些问题大多数能够满足先行者们或好或坏地幻想医疗工具仍然处于原型或部分结论性测试的状态。另一方面，毫无疑问，这种科学技术的竞赛至少会带来一些成功。

因此，我们可以根据这些医疗技术的进展和社会的认同来设想可能的场景。

与许多其他工业和服务领域一样，医疗保健受到数字革命的深刻影响。Eric Topol 博士是个性化医疗的先驱，描述了“创造性破坏医学”[1]。这篇关于约瑟夫 • 熊彼特[2]的经济理论的文献将创新者和公众需求置于这场重大变革的核心，以降低成本，逐步实现数字医疗的大众化。这完全可能会发生，诸如美国的 Blue Button[3]及法国的 DMP 等政府举措，正在推广每个人的电子健康记录和医疗保健数据的数字化访问。这些数据将随着不同尺度（基因组学、代谢组学、生理参数、身体传感器等）的数据收集呈指数级增长，直到建立每个人的个人档案，能够准确地预测罕见疾病的风险或对常见疾病的易感性。据预测，2025 年将有超过 10

亿人进行基因组测序。美国 GAFAMI 或中国 BATX 是目前最现实的组织，它们能够大规模地分析医疗保健数据并产生强大的人工智能。因此，他们是迄今为止唯一能够提供全球医疗保健解决方案的行动者，将全世界的新创企业和研究集团的创新整合在一起。这也是谷歌医学大脑团队[4]的目标，该团队设计了一个工具，可以根据 11 万多份医疗记录的数据（包括免费文本注释[5]）来预测大量患者的预后，包括患者的住院时间、再次入院的概率及他们很快死亡的概率。

我们可以很容易地想象，这样一家科技公司可以创造出很能干的机器人，能够在疾病发生早期，基于简单的病理学进行实时、边际成本的诊断（和治疗），准确率不会低于一个劳累过度的全科医师，他没有时间来充实自己以提升医学知识或提出多样性的个性化治疗方案。人们还可以想象，这家科技公司可以向个人提供相当于蓝色按钮®的服务，以换取在多级合同框架中使用他们健康数据的授权，并提出“你越允许我自由使用你的数据，我就越能为你提供更多的服务”[6]。如果是健康数据，对数据的控制显然会导致对生命的某种可怕的控制。通过控制从基因组到生理表现的生命体征来控制我们的生活，这种新力量必须得到控制。

利用基因和表观遗传编程来控制出生率、死亡率及每个人的能力，将能够建立一种新的生物政治力量，法国哲学家 Michel Foucault 已经想到了[7]，它在法治国家通过法律或在独裁国家通过强制和暴力来实现，比简单的惩戒权力强大得多。在极端情况下，它是一种控制屈从个体的技术。

还有一个医疗保健系统的核心角色——患者自己。如果患者不接受提供给他的医疗服务，这将永远不会起作用。在远程医疗实施过程中已经出现了这种现象。在难以获得医疗保健服务的地区，居民仍然对他们所认为的低成本医疗持怀疑态度，并向卫生部门要求与基础设施良好地区的居民一样，获得真正的、和医师面对面的诊疗服务[8]。对于卫生系统的许多用户而言，医患关系是至关重要的，在这种情况下，数字医学解决方案将显得很局限：无论是远程医疗还是人工智能，患者认为在医学常识、技能和他们之间隔着一个作为中介的机器。尽管这台计算机很有天赋，但它很难表现出和人类一样的情感。因此，即使我们可以想象有一种算法能在人类语言中使用越来越多的技巧，或者在全息影像的帮助下达成接近真实的远程会诊，通过图灵测试（译者注：超过 30%的测试者不能确定出被测试者是人还是机器），那么仍然有一个数字技术还没有考虑到的人类交流维度——非语言交流[9, 10]。事实上，面部表情、在适当的时候把手放在肩膀上，以及眼神都是交流和认同的方式，这些都是由人类的经历带来的，也受到了人类的检验。

此外，需要治疗的患者数量将会增加。世界人口的增加及发达国家逐渐老龄化，也将增加全球疾病负担及其成本。一个公平的国家总是在资金和卫生系统支出之间寻求平衡，通过国家福利、非营利组织支持计划和私人保险来规范医疗保健，确保向大多数人提供恰当的基本医疗保健。这逃脱了传统的资本主义规则，因为“谁受益”并不一定是“谁付钱”。此外，借用商业术语来说，在医疗保健领域，投资回报时间线与长期销售周期之间存在不匹配之处：一项创新的好处可能在其实施数年后产生重大影响，并且好处可能不会直接显现。如果精准医学系统允许通过自适应监测和药物输送对慢性病进行个性化管理，则可以根据患者的健康生存和生活质量以及避免再次入院、并发症和系统额外成本的角度计算。回到市场营销的观点，生命周期总价值必须超过获取成本。

这不是一个牢不可破的等式。所有这些领域，数字科学、医学、金融和公共政策的相互联系，可能是重塑良性医疗保健体系的机会。正如我们在本书中看到的那样，数字创新代表着一种颠覆，但它们必须符合监管和审批原则才能真正发挥作用。这在医学上显而易见，对患者真正有益的才会被接受。我们必须授权、验证、评估和管理远程医疗、在线医疗信息、诊断人工智能、远程监控和机器人外科医师。系统的效率应该平衡增值医疗服务与解决方案的全球成本。

然而，没有绝对的真理，也没有普遍的解决方案。护理有时会超出统计数据，而医学也会超出科学的范畴。这包括两个方面，一方面是由精准医学给出的：在病理状态期间的个体差异解释了我们不能只考虑利用一个群体的统计数据来治疗一个个体，还要尝试完善其生理概要以适应治疗方法。另一个方面是医师所熟知并且患者也经历过的：医学不仅是一门科学，也是一门艺术，巧妙地传递了个人、文化、民族和宗教方面的因素。

这种医学的人类学视角仍然至关重要。只要它们完成了第一个使命：减轻某人的痛苦，世界各地的祖传习俗，如广泛分布的印度阿育吠陀或中国传统医学，就应该被考虑进去。

在必须忘记旧的意识形态分歧以支持有效改革的时代，许多卫生专业人员希望超越孤立的系统，以提供更有效、适当和个性化的护理。他们与企业家、研究人员和开发人员合作，让他们了解我们的问题并重新塑造我们应该在 21 世纪实践的医学，也就是说用我们历史悠久的道德准则和大胆信念来相信技术进步会改善预防、护理、患者的安排和门诊转诊。

护理人员的工作将会改变，但他们不会丢掉工作：无论是临床检查还是同情的手势，没有任何东西可以取代放在另一个人身上的手。但是，数字解决方案必须允许简化流程、赋予用户权力，以及在过于沉重的系统之间保持流动性。

我们还必须坚持健康民主的概念而不是意识形态，因为在日常生活中，每个人都能了解自己的健康状况，有意识地做出决定，并自由地选择寻求医疗咨询或支持，这在当今社会是很正常的。

最后，这也是一个社会关系的问题。一个健康的社会是这样一个社会：在这个社会里，许多人都能够在某一特定时刻尽一切努力保持自己的幸福。这就是预防和护理的意义。现代的、有效的医学不仅能保证身体健康，还能恢复这种关系，让个人在面对疾病或残疾时重新获得自主权。

参考文献

[1] Topol E. The creative destruction of medicine. New York: Basic Books; 2011.

[2] Schumpeter JA. Capitalism, socialism and democracy. New York: Harper; 1975.

[3] Blue Button | HealthIT.gov. 2018.

[4] Bergen M. Google is training machines to predict when a patient will die.Bloomberg.com.2018. https://www.bloomberg.com/news/articles/2018-06-18/google-is-training-machines-to-predict-when-a-patient-will-die.

[5] Rajkomar A, et al. Scalable and accurate deep learning with electronic health records. npj Dig Med. 2018; 1(1): 18.

[6] Vivienne C. Système de santé. Aux grands mots les grands remèdes. https://itunes.apple.com/fr/book/syst%C3%A8me-de-sant% C3%A9/id1201265724?mt=11.

[7] Macmillan A. La biopolitique et le dressage des populations. Cult Conflit. 2010; 78: 39–53.

[8] @LeTelegramme. Déserts médicaux. “Les patients s’inquiètent” . 2017.

[9] Rasse P. La rencontre des mondes. Paris: Armand Colin; 2006.

[10] Winkin Y. Anthropologie de la communication de la théorie au terrain, Points Essais. Paris: Éd du Seuil; 2001. p.332.